Docteur A. KLEIMAN

Ancien externe des Hôpitaux

✻

ll'₁₄

Suture de la paroi au fil de fer

Dans la cure radicale des hernies

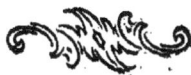

TOULOUSE

CH. DIRION, LIBRAIRE-ÉDITEUR

22, rue de Metz et rue des Marchands, 33

—

1914

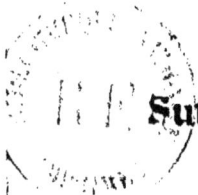

Suture de la paroi au fil de fer
Dans la cure radicale des hernies

Docteur A. KLEIMAN

Ancien externe des Hôpitaux

Suture de la paroi au fil de fer

Dans la cure radicale des hernies

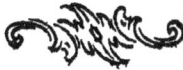

TOULOUSE

Ch. DIRION, Libraire-Éditeur

33, rue de Metz et rue des Marchands, 33

—

1914

A MON PÈRE ET A MA MÈRE

En témoignage de reconnaissance et
d'affection profonde.

———

A MON AMI D'ENFANCE
MONSIEUR LE DOCTEUR GOUCHAN

En témoignage de ma sincère amitié,

MEIS ET AMICIS

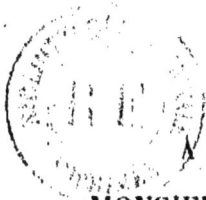

À NOTRE PRÉSIDENT DE THÈSE

MONSIEUR LE PROFESSEUR JEANNEL

PROFESSEUR DE CLINIQUE CHIRURGICALE
CORRESPONDANT NATIONAL DE L'ACADÉMIE DE MÉDECINE
DOYEN DE LA FACULTÉ
CHEVALIER DE LA LÉGION D'HONNEUR

Veuillez agréer, cher Maître, avec nos sincères remerciements pour l'honneur que vous nous faites en acceptant de présider cette thèse, l'hommage de nos sentiments les plus reconnaissants pour les conseils éclairés que vous nous avez prodigués et l'appui si bienveillant que vous avez bien voulu nous accorder.

A Monsieur le Professeur MOSSÉ

CHEVALIER DE LA LÉGION D'HONNEUR

Nous adressons nos sincères remerciements pour les marques de confiance qu'il nous a témoignées pendant notre externat dans son service.

A Monsieur le Professeur agrégé DAMBRIN

En témoignage de notre reconnaissance.

A Monsieur le Professeur agrégé CAUBET

———

A Monsieur le Professeur agrégé GORSE

A MON CHER AMI

MONSIEUR LE DOCTEUR DUCUING

ANCIEN INTERNE DES HOPITAUX
CHEF DE CLINIQUE CHIRURGICALE A LA FACULTÉ

Auquel je tiens à exprimer ici toute
mon affection et toute ma reconnaissance pour l'aide et les bons conseils
qu'il n'a jamais cessé de me donner
aux cours de mes études.

———

A MONSIEUR LE DOCTEUR GILLES

ACCOUCHEUR EN CHEF DE LA MATERNITÉ

En témoignage de notre sympathie
et de notre reconnaissance pour l'inté-
rêt qu'il nous a témoigné pendant
notre stage à la Maternité.

PLAN

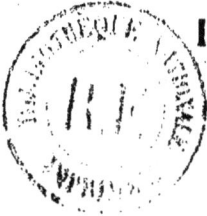

INTRODUCTION

Dans la séance de la Société de Chirurgie de Marseille du 19 février 1914, MM. Roux de Brignoles et Moiroud rapportaient l'observation d'un malade chez lequel ils intervinrent pour une hernie inguinale qu'ils pensaient être simple, mais dans laquelle ils trouvèrent un diverticule vésical. Les adhérences aux plans voisins étaient si grandes, que les auteurs durent procéder à un large débridement de la région et, en particulier, à une section partielle du grand droit pour arriver à pratiquer la cure convenable de la hernie, laquelle s'accompagna de la résection du diverticule vésical. La suture de la vessie fut pratiquée au catgut en deux plans, et la réfection de la paroi fut faite au fil d'argent; deux fils furent placés, l'un pour suturer le grand droit, l'autre pour restaurer le canal inguinal. Les suites opératoires ne furent pas parfaitement aseptiques, la plaie suppura pendant une vingtaine de jours, mais la cicatrisation se fit cependant et le malade toléra parfaitement la suture perdue au fil d'argent.

M. Roux présente cette observation comme un exem-

ple frappant de la tolérance par les tissus d'un fil métallique malgré la suppuration; il fait remarquer, en
outre, que la tension des tissus que l'on observe après
la cicatrisation disparaît à la longue, que la plaie s'as-
souplit et qu'il est difficile, après un temps plus ou
moins éloigné, de retrouver la trace des fils d'argent;
ceux-ci semblant se résorber à la longue. Enfin,
M. Roux insiste sur la facilité et rapidité de la technique opératoire grâce à l'introduction du fil d'argent,
qui représente un lacet métallique rapprochant les
piliers et les parties molles devant le cordon.

Nous sommes resté frappé d'étonnement à la lecture
de ce compte rendu; nous ne pensions pas qu'une
pareille observation put avoir l'honneur d'une présentation dans une Société de Chirurgie, car, ayant été
l'élève de M. le professeur Jeannel, nous avons vu pratiquer un nombre considérable de sutures perdues au
fil métallique, nous savons les avantages énormes de
rapidité, de facilité, de solidité, de sécurité que donne
une pareille méthode, nous avons presque toujours
constaté la tolérance parfaite de ces corps étrangers, la
souplesse de la paroi, la solidité et l'esthétique cicatrisation qu'ils permettent, nous savons qu'à la longue les
fils métalliques se résorbent et, dans les cas où la suppuration se produit, le plus souvent les fils métalliques
sont encore tolérés.

Voilà ce que nous avons vu, voilà ce que professe
notre Maître depuis plus de dix ans, voilà ce qu'il a
publié à maintes reprises dans différents journaux et

voilà probablement ce qui est passé inapperçu ou ce
que l'on a volontairement laissé dans l'ombre, puisque
pour un grand nombre de chirurgiens la pratique de la
suture métallique à fil perdu constitue une méthode
d'exception, puisque d'autres s'étonnent des avantages
qu'ils peuvent obtenir de l'application d'une méthode
que notre Maître applique systématiquement dans son
grand service, depuis plus de dix ans, pour le plus
grand bénéfice de ses malades.

C'est pour cela que nous avons cru nécessaire de
revenir sur cette question et de décrire avec précision
la technique de notre Maître pour la cure radicale des
hernies par la suture métallique à fils perdus (1).

---

(1) Dans une communication verbale faite par M. Roux de Brignoles, à notre chef de clinique M. le Dr Ducuing, le chirurgien de
Marseille à déclaré que s'il avait présenté cette observation et insisté
sur les avantages des sutures métalliques, c'était surtout pour per-
suader ses collègues marseillais des avantages de la méthode, car
pour sa part il pratiquait depuis une dizaine d'années ces sutures à
sa plus grande satisfaction.

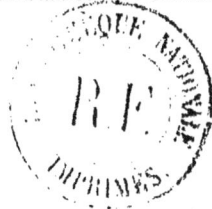

CHAPITRE PREMIER

Historique

—

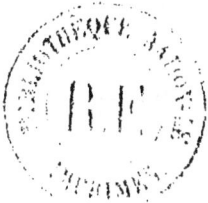

L'usage des sutures métalliques remonte déjà loin,
puisque les anciens avaient déjà l'habitude d'abandonner dans les tissus des corps étrangers destinés à assu-
rer l'hémostase et la réunion des plaies.

C'est ainsi que Haeser (1845) rapporte que Albucasis
et les chirurgiens arabes pratiquaient leurs sutures profondes et même des sutures intestinales au moyen de
sortes de serre-fines naturelles constituées par les têtes
des Scarites, coléoptères carnivores de la famille des
Carabidæ, que l'on rencontre dans le sable sur les plages
méditerranéennes. Ils faisaient saisir par les mandibules de l'insecte vivant les tissus à suturer ou à lier,
puis, décapitant l'animal, ils abandonnaient dans la
plaie cette tête assurant la réunion ou l'hémostase par
la contracture *post mortem* de ses mandibules. Albucasis avait à sa disposition, suivant les cas, « des numé-

ros » de tailles différentes de ces « grandes Fourmis noi-
res » : les Scarites Cuparius Forst., S. striatus Dej., S.
Eurytus Fisch. pouvaient fournir des fortes serre-fines;
d'autre part, des sutures bien plus délicates pouvaient
être exécutées avec les Scarites Saxicola Bon., S. læviga-
tus Fabr., S. planus Bon., etc. Leur nature chitineuse
faisait de ces ligatures organiques des corps étrangers
aussi peu résorbables que des fils métalliques; mais il
est juste toutefois de dire que bien souvent, la plaie
restant ouverte, les têtes de Scarite devaient s'éliminer.

Brunus (1252), dans sa *Chirurgia Magna*, parle
encore des Fourmis des Indiens et d'Albucasis.

Furnari (1845) a même observé de nos jours l'emploi
de cette méthode chez les Arabes.

Mais, sans insister davantage sur ces faits bien plus
bizarres qu'instructifs, nous pourrions trouver dans
l'histoire de la chirurgie contemporaine maints exemples qui nous montreraient combien est vaine la crainte
d'abandonner dans les tissus des corps étrangers métalliques.

Depuis que Flaubert, de Rouen, a le premier suturé
avec succès par une anse de fil de fer deux fragments
d'un humérus brisé, que de fils d'argent ont été placés
sans crainte dans des foyers de fractures ouvertes ou
fermées! Il serait facile d'accumuler des exemples, car
les opérateurs sont nombreux qui n'ont pas redouté,
dans bien des cas particuliers, l'usage des fils métalliques perdus. Mais nous allons, sans tarder, passer à

ceux qui n'ont pas craint de faire de cet usage une
méthode générale, c'est-à-dire à Lanibotte et à Michel.

Lambotte, d'Anvers (1897), le premier, a pratiqué
l'hystérectomie vaginale au moyen de la forcipressure
métallique perdue par des lamelles d'aluminium qu'il
repliait sur les tissus à l'aide d'une pince spéciale.

Cette pince a la forme et la dimension du grand
porte-aiguille de Langenbeck. Un ressort à double effet
lui donne un degré d'ouverture constant.

Les mors de la pince sont creusés d'une gouttière
dans laquelle se place la lamelle métallique. L'un des
mors présente, en outre, un talon destiné à empêcher
le dos de la lamelle de glisser; l'autre mors présente
près de son extrémité une dépression en forme de fos-
sette arrondie. Cette pince, qui est construite en deux
grandeurs, doit être chargée à chaque prise.

En 1904, le même auteur, au dix-septième Congrès
de Chirurgie, est venu rapporter les excellents résultats
obtenus avec sa pince et ses lamelles dans une longue
série d'opérations : hystérectomies abdominales et vagi-
nales, ablations d'annexes, résections étendues de l'es-
tomac, de l'intestin, du rectum. Son expérience lui a
permis de faire justice des objections *à priori* formulées
contre la méthode. Toujours l'hémostase, d'emblée défi-
nitive, fut sûre et rapide et ses lamelles, toujours bien
tolérées, sauf dans deux ou trois hystérectomies, ne pro-
duisirent aucun incident. Au cours d'opérations itéra-
tives, il constata plusieurs fois leur enkystement.

Michaux (1900), au Congrès international des Sciences médicales, attira le premier l'attention sur les ligatures métalliques de Michel. Il avait placé des agrafes
sur les vaisseaux au cours d'amputations des membres
pour lésions septiques et constaté que ces agrafes de
nickel, ne s'infectant pas secondairement, étaient parfaitement tolérées et ne s'éliminaient que dans un très
petit nombre de cas.

Puis, *Chaput* (1900 et 1902) publia une série d'observations où il relatait les résultats obtenus par la
méthode de Michel. Il ne craignait pas, avec un outillage
encore imparfait, et des agrafes encore bien trop gros-
ses de pratiquer toute une série d'interventions sur l'es-
tomac et sur l'intestin, comptant sur l'élimination
naturelle des corps étrangers intra-péritonéaux par les
organes creux.

Dans ses Mémoires publiés successivement en 1904,
1905, 1906, M. le professeur Jeannel apporta une statistique considérable en faveur des ligatures et sutures
métalliques perdues. Il a prouvé que la méthode Michel,
devenue plus parfaite par l'intervention de la pince à
répétition et des agrafes de fer oxydable, est réellement
une méthode pratique.

A Paris, malgré l'observation de Pothérat (1905),
quelques chirurgiens dont Tuffier, Billhaut, Dartigues
se sont enfin décidés, dans ces dernières années, à ten-
ter l'essai des ligatures et sutures métalliques. En 1907,
paraissent successivement la thèse de M. René Jeannel

sur la méthode des ligatures et sutures métalliques appliquée en chirurgie, ou l'auteur donne la statistique de toutes les opérations pratiquées par M. le professeur Jeannel, son père, depuis mars 1903 jusqu'à novembre 1906, et montre avec des arguments indiscutables les avantages, la simplicité, la sûreté de la méthode et décrit enfin l'instrumentation et la technique opératoire pour les principales opérations de chirurgie. Vient ensuite l'article de M. le professeur Jeannel, intitulé : « *Méthode de Michel. Technique opératoire* », paru dans « *La Province médicale* », le 27 juillet et le 3 août 1907 et dans lequel notre Maître déclare :

« Après quatre ans de pratique, je n'ai à retrancher un mot à ce que j'ai dit dans mes publications antérieures. Je persévère à considérer la méthode Michel, telle que je l'ai appliquée, comme un gros progrès dans la technique générale de la chirurgie. Je connais et apprécie ses avantages qui sont la simplicité, la rapidité, la sûreté, la parfaite asepsie primitive et la facile asepsie secondaire; j'ignore ses défauts étant encore à les chercher. »

En 1910, au Congrès de Gynécologie, Obstétrique et Pédiatrie, tenu à Toulouse, M. Nanta, interne des Hôpitaux, présentant un travail sur les ligatures et sutures métalliques dans lequel il étudiait l'avenir des corps étrangers perdus dans les tissus, arrivait à ces conclusions, que le fer était résorbé à la longue.

A cet historique, il faut ajouter que depuis 1903, date

à laquelle notre Maître commença à systématiser dans son service l'application des sutures métalliques à fil de fer perdu, tous ses élèves, et en particulier MM. les docteurs Dambrin, professeur agrégé; Uteau, Clermont, anciens chefs de clinique et le docteur Ducuing, chef de clinique actuel, sont fidèles à la méthode et emploient toujours, soit à l'hôpital, soit dans leur clientèle privée les sutures à fil de fer perdu.

CHAPITRE II

Indications générales de la méthode des sutures métalliques à fil perdu

Nous ne nous occuperons ici que de la suture des *parois abdominales* au fil métallique, nous laisserons systématiquement de côté la question intéressante de la fermeture du péritoine pelvien ou pariétal avec les agrafes en nickel et l'hémostase des vaisseaux par le même procédé, la fixation des viscères, les sutures musculaires, les sutures tendineuses, les sutures osseuses, manœuvres qui rentrent dans la conception qu'a notre Maître du rôle important que doit jouer les corps métalliques dans la technique de la chirurgie actuelle.

Nous limitons surtout notre sujet à la reconstitution des plans abdominaux et, en particulier, à la réfection des trajets herniaires.

Pratiquement, les indications générales des sutures métalliques se posent dans trois cas :

1°· Les laparotomies;

2° Les hernies.

3° Les éventrations.

1° *Les laparatomies.*

Chaque fois que l'on fait une brèche dans la paroi abdominale, qu'il s'agisse d'une opération aseptique ou septique, que la brèche soit pénétrante ou non, c'est-à-dire que le péritoine soit ouvert ou ne le soit pas, grande ou petite, simple laparotomie exploratrice ou immense incision xyphoïdo-pubienne pour extirpation d'une énorme tumeur, que cette brèche soit antérieure ou postérieure, laparotomies ordinaires ou incisions postérieures pour aborder le rein; que cette brèche soit verticale ou transversale comme dans l'incision de Bazy, qu'elle soit rectiligne, curviligne ou en baïonnette, comme dans l'incision de Kehr; qu'elle soit médiane ou latérale, comme dans l'incision de Grégoire; qu'elle soit sous-ombilicale ou sus-ombilicale, comme dans les gastro-entérostomies, en un mot, quelle que soit sa forme, sa profondeur, sa longueur, sa situation, notre Maître emploie toujours pour reconstituer la paroi des sutures métalliques à fil perdu.

2° *Hernies.*

C'est ce point particulier que nous nous proposons d'étudier.

Il n'y a pas un orifice herniaire qui n'ait été obturé

au fil métallique par M. le professeur Jeannel.

Les hernies inguinales, les hernies crurales, les hernies ombilicales, les hernies épigastriques, les hernies lombaires, ont été successivement traitées par la suture métallique au fil perdu, quelle que soit leur grosseur.

3° Eventrations.

La méthode s'applique non seulement aux hernies ordinaires, mais encore aux éventrations quelle que soit leur degré et leur qualité, c'est ainsi que l'on traite par la suture métallique, dans le service de M. le professeur Jeannel, toutes les éventrations, médianes ou latérales, spontanées ou post-opératoires.

CHAPITRE III

Technique générale des sutures métalliques à fil perdu

Technique générale des sutures métalliques à fil perdu.
Dans ce chapitre, nous étudierons successivement :

1° Le fil métallique;

2° Les procédés de stérilisation;

3° La technique des sutures à fil perdu.

1° _Le fil métallique._ — Le fil métallique employé dans le service de M. le professeur Jeannel est le fil de fer recuit et non galvanisé, celui qui sert aux fleuristes pour confectionner des fleurs artificielles et que l'on vend en bobines de cinq cents mètres, au prix de 50 centimes, sous le nom de _fil de fer carcasse_. Le plus employé est le n° 20, qui est gros comme un crin de Florence moyen.

Pour des sujets gras, à paroi épaisse, on emploie parfois du n° 30, qui correspond au diamètre d'un gros crin, et pour des hystéropexies, quelquefois le n° 16, de la grosseur d'un crin de Florence fin; mais on n'emploie jamais, dans le service, des numéros inférieurs à 16 et supérieurs à 30. On a l'habitude de présenter le fil par brins de 40 à 45 centimètres de longueur réunis par nombre de cinq, roulés en forme de cercle. Ce nombre étant suffisant pour la cure d'une hernie.

2° *Procédés de stérilisation.* — Pour effectuer la stérilisation du fil de fer, on peut avoir recours à deux procédés, selon que l'opération est prévue de la veille ou qu'elle est une opération d'urgence. Aussi, nous considérons deux procédés de stérilisation :

a) Procédé ordinaire (stérilisation à l'air chaud);

b) Stérilisation extemporannée (flambage, ébullition).

a) *Procédé ordinaire.* — Pour effectuer la stérilisation par le procédé ordinaire, on emploie dans le service l'étuve de Poupinel à l'air sec surchauffé. La veille de l'opération, on met dans l'étuve une quantité de fil de fer nécessaire pour les opérations. La température dans l'étuve est portée à 170° ou 175°; on ne dépasse jamais cette température car, dans ce cas, le fil de fer se casse pendant les manœuvres opératoires.

b) *Stérilisation extemporannée.* — Dans le cas de nécessité on peut remplacer la stérilisation à l'air chaud par un simple flambage du fil à la flamme d'une lampe à alcool ou par l'ébullition avec les instruments pendant les préparatifs de l'opération.

3° *Instrumentation*. — Nous ne nous arrêterons pas ici sur la description des instruments connus de tous les chirurgiens. Pour faire une suture, il faut avoir des aiguilles, des pinces et une paire de ciseaux. Les aiguilles les plus employées sont celles de Doyen, Emmet et Reverdin, à grande courbure. L'aiguille de Reverdin est plus commode à enfiler, mais demande un entretien plus minutieux.

Les pinces employées pour saisir le fil de fer sont des simples pinces à dissection, sans griffes, on peut également se servir des pinces à forci-pressure, des pinces de Kocher.

Pour couper le fil de fer après avoir fait le nœud ou la torsion, on se sert, dans le service, de ciseaux dont les deux lames sont courtes et fortes, afin que la section du fil ne les abîme pas.

4° *Technique*. — M. le professeur Jeannel ne fait plus des sutures comme il en a décrit la technique dans « *La Province Médicale* » du 3 août 1907, il ne fait plus de surjets, il ne fait actuellement que des sutures à points séparés et en un seul plan. La suture comprend le péritoine, la couche musculaire et l'aponévrose. Pour faire cette suture, on fait passer l'aiguille dans l'aponévrose superficielle prise largement, dans le muscle pris le moins possible pour éviter la déchirure, dans l'aponévrose profonde, et enfin dans le péritoine, puis on traverse l'autre lèvre de la plaie en sens inverse, c'est-à-dire que l'on saisit d'abord le péritoine, puis le feuillet profond de la gaine musculaire, le muscle, ensuite le feuillet superficiel de la gaine prenant toujours la même précaution. Pendant qu'on fait cette manœuvre, l'aide saisit le fil de fer par ses extrémités avec deux pinces, le flambe à la lampe à alcool, le passe ensuite dans l'orifice de l'aiguille, tout en tenant encore l'autre extrémité du fil avec l'autre pince. Il ne lâche cette dernière que lorsque le fil a traversé les deux lèvres de l'incision. On évite ainsi que le fil, agissant comme un ressort, aille se souiller sur le champ opératoire. Après avoir introduit un nombre nécessaire de fils de fer, on les noue, si c'est une grande incision, au fur et à mesure de leur introduction, et dans le cas d'une petite, comme pour la hernie inguinale par exemple, après avoir introduit tous les fils. Pour nouer on saisit le fil par ses deux extrémités qui seront après coupées et on fait d'abord un simple nœud et ensuite un second nœud pour arrêter. Il faut toujours tirer sur les deux extrémités du fil avec douceur, lentement. En faisant ainsi on évite que le fil de fer casse. Quand on fait le nœud, il faut avoir soin de ne pas laisser le péritoine s'interposer entre les deux lèvres musculaires, ce qui pourrait empêcher la cicatrisation. Après avoir noué les fils, on les coupe avec des ciseaux bien au ras du nœud, car autrement, surtout chez des sujets maigres, les extrémités libres des fils pourraient se sentir sous la peau et les inquiéter. Une fois cette suture finie, on réunit les lèvres cutanées par des agrafes de Michel, plates.

Nous insistons encore une fois sur ce point, que pour obtenir un bon résultat il faut, d'une façon générale, prendre beaucoup d'aponévrose et éviter l'interposition du péritoine.

Avantages de la méthode des sutures au fil de fer

Tous les chirurgiens connaissent la difficulté que l'on a à obtenir une asepsie parfaite du catgut, de la soie ou du fil d'Alsace; en supposant même cette asepsie obtenue, on ne peut garantir que pendant les longues manœuvres qui consistent à enlever le fil du flacon où il est conservé, à le couper, à l'enfiler dans l'aiguille, à le passer au chirurgien qui le saisit avec ses mains, le fil n'ait perdu sa stérilité.

Le fil de fer, au contraire, nous permet, d'abord, asepsie antérieure plus facile, car la température de 170° à 175, à laquelle nous le portons dans l'étuve de Poupinel, est plus que suffisante pour l'aseptiser; de plus, pendant l'opération, le fil est saisi avec des pinces stériles, aseptisées. Par conséquent, il n'y a plus d'attouchement avec des mains gantées ou non. Enfin, par surcroît de précautions, on passe encore une fois le fil à la flamme d'une lampe à alcool.

Le placement est aussi plus facile, car on n'a plus affaire à des aiguilles petites de Hagedorn, qu'on doit toujours manipuler en les tenant par la main. Ici, nous avons l'aiguille à manche, que ce soit l'aiguille de

Reverdin, de Doyen ou d'Emmet, l'aide passe vite le fil
et l'opérateur n'a qu'à retirer l'aiguille et le fil sans tou-
cher ce dernier ni la plaie. En nouant le fil, il ne tou-
che que la portion qui sera enlevée. Enfin, la suture
au fil de fer est plus solide. Nous avons vu des malades
indociles se lever le jour même de l'opération; jamais
nous n'avons constaté d'éviscération, même dans les
cas de larges laparotomies.

Objections contre la méthode

La seule objection qu'on pourrait nous faire, c'est
sur le danger qu'il y a à abandonner dans les tissus des
corps étrangers non résorbables. Nous ne pouvons pas
faire mieux pour répondre à cette objection, si objection existe, que de reproduire la réfutation de notre
Maître (1) :

« Je prétends que c'est un préjugé; je dis que, dans
un foyer aseptique, l'abandon d'une ou de plusieurs
agrafes métalliques ne constitue pas un danger, et que
la terreur, l'horreur du corps étranger, professée par
tant de chirurgiens, repose non pas sur saine observation des faits, mais sur une idée préconçue. A l'appui
de mon affirmation, j'apporte ma statistique.

_____

(1) *La Province médicale*, 11 novembre 1905, p. 12.

« J'ai le plaisir de constater, du reste, que mon opinion est partagée, malgré eux peut-être, par un grand nombre de chirurgiens qui, tout en manifestant à la vérité quelque répugnance à l'égard de la méthode de Michel, n'hésitent ni à faire leurs ligatures vasculaires ou leurs sutures profondes avec de la soie ou du fil d'Alsace, corps étrangers non résorbables, tout comme les fils métalliques, ni même à faire la cure radicale de la hernie ou à fermer leur plaie de laparotomie avec du crin de Florence, ou encore à suturer des tendons rompus et des os fracturés avec du fil métallique.

« Les fidèles de la soie ou du fil d'Alsace à l'usage des ligatures et des sutures sont trop nombreux pour que j'essaie de les énumérer; je leur refuse le droit de redouter le séjour, dans les tissus, d'un corps étranger non résorbable; j'affirme même que le corps étranger qu'ils emploient est plus dangereux que le mien.

« Mais j'ai d'autres partisans à côté desquels il me plaît fort de me ranger. Par exemple, MM. Quénu et P. Duval (1), lorsqu'ils recommandent de réunir les ruptures sus-rotuliennes du tendon quadriceps, au moyen d'une suture transversale (ostéo-tendineuse) faite avec un gros fil d'argent, imitant en cela la conduite de Hartley (1889), de Chipault (1891), de Lucas-Championnière (1898), d'Helferich, etc., etc.; ou encore Gaudier et Bouret (de Lille) (2), quand ils traitent l'arrachement de la tubérosité antérieure du tibia, « soit par l'enclouage, soit par la suture osseuse, à « l'aide d'un fil d'argent ou d'une agrafe Juccoël »; et même Tuffier, Lambotte, et d'autres, qui conseillent la suture osseuse au fil d'argent des fractures non ouvertes et, avec eux, tous les opérateurs qui redressent des fractures vicieusement consolidées et maintiennent la réduction au moyen d'une suture métallique, d'agrafes de Jaccoël ou d'une atelle en argent, en or ou en platine.

Est-ce que Roux, de Lausanne, n'est pas d'accord avec moi pour ne pas craindre l'inclusion d'un corps étranger métallique, lorsqu'il conseille la cure radicale de la hernie crurale (3) par l'enclouage de l'arcade crurale sur le pubis au moyen d'un ou deux clous en forme de pont? Et Asch, de Breslau (4), qui, imitant Kelly et Martings Tweedy (5), recommande à son tour la manière de faire la suture, dans les laparotomies, les aponévroses et les muscles, au moyen de points séparés au crin de Florence, pratique que Roux, de Lausanne, au dix-septième Congrès français de chirurgie, a chaudement prônée; et Konig, et Braun, et Kuster, etc., qui, au trente-quatrième Congrès de Société allemande de chirurgie, déclarent préférer le crin de Florence pour les sutures profondes dans la cure radicale de la hernie inguinale; et enfin, tous les chirurgiens des Hôpitaux de Paris, Walther entre autres, qui emploient le même crin de Florence pour fermer le canal inguinal; sans compter Sébileau (6) qui bouche les pertes de substance post-opératoires de la paroi du sinus frontal ou de la voûte cranienne avec une plaque d'or! Tous ces opérateurs ne sont-ils pas absolu-

ment convaincus de l'innocuité des corps étrangers
qu'ils perdent dans les tissus pour qu'ils y demeurent
et y soient quasi-éternellement tolérés? Alors, puis-
qu'on peut, sans témérité ni crainte, suturer ou
enclouer des os, des tendons, des aponévroses et des
muscles, pourquoi ne pourrait-on, avec la même quié-
tude, suturer des séreuses et lier des vaisseaux au
moyen des mêmes fils métalliques?

. . . .

. . . .

« Or, à raison d'une moyenne de dix agrafes par
opéré, j'ai bien au bas mot posé, jusqu'à ce jour, au
moins 3.000 agrafes en nickel, en argent ou en fer.
Sauf l'aorte et la sous-clavière, j'ai agrafé toutes les
artères et presque toutes les veines; j'ai placé vingt
agrafes sur le même épiploon; j'ai capitonné des liga-
ments larges et péritonisé de nombreux bassins, accro-
chant même sans crainte ni dommage le rectum ou le
côlon pelvien; j'ai fermé, par des sutures métalliques,
une vingtaine de parois abdominales; j'ai suturé des
releveurs, en cas de prolapsus, avec des fils de fer; bref,
j'ai plus que qui que ce soit généralisé la méthode. Eh
bien, le pire accident que j'ai eu à déplorer consiste en
un petit abcès aseptique sans conséquence, préludant
à l'élimination d'une agrafe, et je suis très généreux
en déclarant que sur les 3.000 agrafes que j'ai logées
dans le corps humain, une cinquantaine seulement, au
total, ont été éliminées; encore était-ce le plus souvent

dans des cas où l'élimination pouvait être prévue d'avance. »

On pourrait peut-être nous objecter encore que certains malades sont inquiets lorsqu'ils sentent sous la peau la pointe des fils ou qu'il existe des douleurs post-opératoires occasionnées par la prise, dans la suture, d'un petit filet nerveux.

A ces deux petites objections, d'ordre tout à fait secondaire, nous pouvons répondre que : « Le travail soigné évite beaucoup d'ennuis », et qu'en coupant le fil au ras du nœud, et en évitant soigneusement de prendre des filets nerveux, on prévient ces inconvénients.

En résumé, comme on le voit, il n'existe pas une objection qui résiste à la critique impartiale.

CHAPITRE IV

Technique de la cure radicale des hernies employée par M. le professeur Jeannel

Hernie inguinale.

Quel que soit le volume de la hernie, M. le professeur Jeannel fait toujours sur la paroi abdominale une incision parallèle à l'arcade crurale, à deux ou trois centimètres au-dessus de celle-ci; partant d'un point situé à environ deux ou trois centimètres de l'épine du pubis et mesurant en tout cinq à sept centimètres de longueur.

La paroi antérieure du canal est ouverte dans toute son étendue; chacune des lèvres de l'incision aponévrotique est repérée au moyen de deux pinces de Kocher qui la saisit et qui l'écarte. Le cordon apparaît avec le sac. Celui-ci est isolé à la manière classique (pince à disséquer, compresse). Si, au cours de l'isolement, une veine du cordon est blessée, une agrafe l'aveugle. Enfin, le sac isolé est pédiculisé comme il sied. Il contient ou non de l'épiploon. L'épiploon, détaché de ses adhérences au sac, doit être réséqué. Pour cette œuvre, un, deux, trois, quatre, cinq et même au besoin dix pédicules sont successivement façonnés et, au fur et à mesure, chacun d'eux est d'abord hémostasié par une agrafe qui l'écrase, puis sectionné et réduit. Cela fait, ou sans cela s'il n'y a pas d'épiploon, le sac, constaté vide, pédiculisé et tiré hors du ventre, est saisi par son pédicule aussi profondément que possible, agrafé, donc fermé, sectionné, perdu. Il reste à réparer.

Le principe de la cure radicale est la *réparation en un seul plan*, par trois points de suture isolés, au fil de fer. Pour y parvenir, voici comment s'y prend M. le professeur Jeannel; l'aide soulève verticalement avec les deux pinces de Kocher l'aponévrose du Grand Oblique attenant à l'arcade, l'aiguille de Doyen, Reverdin ou Emmet est passée, de dehors en dedans, *dans l'arcade de Fallope*, à environ un travers de doigt de son insertion pubienne, puis, l'aiguille charge successivement en laissant le cordon en arrière, le tendon conjoint et la deuxième lèvre de l'aponévrose du Grand Oblique, toujours à un travers de doigt du pubis, de façon à ce que le premier point fermé, il reste chez l'homme un orifice admettant à peu près la pulpe de l'index, par où passera le cordon. Le deuxième point est placé de la même façon, à un centimètre environ du premier, puis le troisième; si le besoin s'en fait sentir, on peut encore placer un ou deux points de plus.

Pour fermer la brèche, il suffit maintenant de serrer les fils de fer; c'est ce que fait l'opérateur pendant que l'aide tire les lèvres de la plaie, de façon à faire chevaucher la lèvre externe, c'est-à-dire l'arcade et le pilier externe du canal inguinal sous la lèvre interne.

Les parois rapprochées forment un bourrelet solide qui représente la paroi antérieure et la paroi postérieure du canal inguinal, placées maintenant en avant du cordon. L'incision cutanée est ensuite fermée avec des agrafes plates de Michel, qu'on enlève le septième jour.

. . . .

Chez la femme, on peut placer le premier point tout à fait près du pubis, de façon à ce qu'il n'existe plus d'orifice externe du canal inguinal.

Variantes. — 1° Il s'agit d'une hernie congénitale testiculaire, c'est-à-dire d'un sac continu avec la vaginale. Celle-ci est taillée à la mesure du testicule et fermée par un surjet;

2° Il s'agit d'une hernie par glissement du gros intestin. M. le professeur Jeannel ouvre le sac dans sa portion libre; il en résèque le plus possible jusqu'au voisinage du gros intestin, il ferme l'incision du sac par une rangée d'agrafes placées au moyen d'une pince à répétition, comme s'il s'agissait de l'incision du péritoine dans une laparotomie ordinaire; il réduit le gros intestin et la portion du sac dont il fait partie. Il ferme alors le large orifice pariétal qui subsiste en plaçant deux, trois et même quatre points au fil de fer, de la manière indiquée ci-dessus, c'est-à-dire en faisant une suture à un seul plan;

3° Il s'agit d'une hernie directe. Le plus souvent, il n'y a pas de sac visible ou disséquable; la Hernie est surtout une éventration pariétale. Donc, à moins qu'il ne soit évidemment gênant, auquel cas il le résèque, il ne s'occupe pas du sac; mais il multiplie les points de suture au fil de fer en ayant soin de placer le premier entre le bord interne du muscle droit et l'arcade crurale. Le cordon passe en dedans aussi à l'étroit que possible;

4° Il s'agit d'une hernie récidivée après une cure radicale antérieure faite au catgut ou à la soie. Le cas est comparable au précédent, celui de la hernie directe. Le sac est traité d'après son volume. Le trou pariétal est fermé par des points des sutures en nombre suffisant.

Hernie crurale.

Incision mi-crurale, mi-abdominale de la peau; reconnaissance du sac dans le triangle de Scarpa, découverte de l'arcade, et selon qu'elle est souple ou non, on la laisse entière ou on la sectionne; on dénude et on dissèque le sac aussi haut que possible, dans le ventre, on fait un traitement convenable de l'épiploon s'il y en a, enfin on agrafe le sac et on le sectionne.

Pour la réparation et la cure radicale, suture de l'arcade entière ou des deux bouts si elle est sectionnée, à l'aponévrose du pectiné, sur la branche horizontale du pubis, au moyen d'un point de fil de fer en U.

Hernie ombilicale.

M. le professeur Jeannel enlève la hernie comme une tumeur, avec les précautions voulues pour ne pas blesser le contenu. C'est dire qu'il résèque l'épiploon en le pédiculisant et l'agrafant autant de fois qu'il est nécessaire.

Pour réparer, il considère le ventre ouvert par l'omphalectomie comme un ventre ouvert par une laparotomie ordinaire, et il le ferme méthodiquement comme en cette occurence, à savoir :

a) Suture péritonéo-aponévrotico-musculaire par points séparés au fil de fer n° 20;

b) Agrafes plates sur la peau.

Certes, il est des cas où la suture du plan péritonéo-aponévrotico-musculaire est difficile parce que la paroi est dissociée, amincie, donc mauvaise. Mais les sutures métalliques n'en sont alors que plus précieuses.

CHAPITRE V

Avenir de la hernie

Nous avons vu les avantages immédiats que l'application des sutures métalliques à fil perdu nous procure dans la cure radicale des hernies; mais, est-ce que les résultats secondaires ou éloignés (suppuration et résultat tardif) nous paraissent aussi favorables!

Nous ne répondrons pas par de longues phrases, nous nous contenterons seulement de présenter la statistique de notre Maître, depuis l'année 1908 jusqu'à mai 1914.

Nous ne donnons que les observations des malades opérés dans le service par M. le professeur Jeannel; nous n'avons pas envisagé les observations des malades opérés par les chefs de clinique ou les agrégés chargés du service pendant les trois ou quatre mois de vacances.

Hernies

Janvier 1908.

Obs. *1*, — le 15. — H., 57 ans. — Hernie inguinale droite. — Cure radicale. — Suture de la paroi avec du fil de fer. — Réunion immédiate, pas d'élimination.

Obs. *2*, — le 15. — H., 20 ans. — Hernie inguinale droite. — Cure radicale. — Suture de la paroi avec du fil de fer. — Réunion immédiate, pas d'élimination.

Obs. *3*, — le 17. — H., 31 ans. — Hernie inguinale gauche. — Cure radicale. — Suture de la paroi avec du fil de fer. — Réunion immédiate, pas d'élimination.

Obs. *4-5*, le 22. — H., 35 ans. — Hernie inguinale double. — Cure radicale des deux côtés. — Suture des parois avec du fil de fer. — Réunion immédiate, pas d'élimination à gauche. — Hématome suppuré à droite, pas d'élimination.

Février 1908.

Obs. *6*, — le 7. — F., 19 ans. — Hernie crurale droite. — Cure radicale. — Suture de la paroi avec du fil de fer. — Réunion immédiate, pas d'élimination.

Obs. *7*, — le 10. — H., 38 ans. — Hernie inguinale

gauche. — Suture de la paroi avec du fil de fer. — Réunion immédiate, pas d'élimination.

Obs. 8, — le 10. — H., 16 ans. — Hernie inguinale droite congénitale avec ectopie testiculaire. — Cure radicale de la hernie, orchidopexie. — Suture de la paroi avec du fil de fer. — Réunion immédiate, pas d'élimination.

Mars 1908.

Obs. 9, — le 17. — H., 26 ans. — Hernie inguinale droite. — Cure radicale. — Suture de la paroi avec du fil de fer. — Réunion immédiate.

Obs. 10, — le 17. — F., 33 ans. — Hernie inguinale gauche. — Cure radicale. — Suture de la paroi avec du fil de fer. — Réunion immédiate, pas d'élimination.

Obs. 11, — le 19. — H., 56 ans. — Hernie inguinale droite. — Cure radicale. — Suture de la paroi avec du fil de fer. — Pas d'élimination.

Obs. 12, — le 28. — H., 41 ans. — Hernie inguinale droite. — Cure radicale. — Suture de la paroi avec du fil de fer. — Hématome superficiel, résorption spontanée.

Obs. 13, — le 28. — H., 27 ans. — Hernie inguinale gauche. — Cure radicale. — Suture de la paroi avec du fil de fer. — Réunion immédiate, pas d'élimination,

Avril 1908.

Obs. 14. — le 1. — H., 55 ans. — Hernie inguinale gauche. — Cure radicale. — Suture de la paroi avec du fil de fer. — Réunion immédiate, pas d'élimination.

Obs. 15. — le 25. — H., 34 ans. — Hernie inguinale gauche (épiplocèle). — Résection de l'épiploon, cure radicale de la hernie. — Ligature métallique du pédicule épiploïque, suture de la paroi avec du fil de fer. — Réunion immédiate, pas d'élimination.

Mai 1908.

Obs. 16. — le 9. — H., 17 ans. — Hernie inguinale droite. — Cure radicale. — Suture de la paroi avec du fil de fer. — Réunion immédiate, pas d'élimination.

Obs. 17. — le 14. — H., 16 ans. — Hernie inguinale droite congénitale. — Cure radicale. — Suture de la paroi avec du fil de fer. — Réunion immédiate, pas d'élimination.

Obs. 18. — le 21. — F., 46 ans. — Hernie crurale droite. — Cure radicale. — Suture de la paroi avec du fil de fer. — Réunion immédiate, pas d'élimination.

Obs. 19. — le 22. — H., 44 ans. — Hernie inguinale gauche. — Cure radicale. — Suture de la paroi avec du fil de fer. — Hématome superficiel suppuré, pas d'élimination.

Juin 1908.

Obs. 20. — le 9. — H., 17 ans. — Hernie inguinale droite congénitale avec ectopie testiculaire. — Cure radicale de la hernie, orchidopexie. — Fixation du testicule avec du catgut, suture de la paroi avec du fil de fer. — Réunion immédiate, pas d'élimination.

Obs. 21, — le 23. — H., 30 ans. — Hernie inguinale gauche avec hydrocèle. — Cure radicale de la hernie et de l'hydrocèle. — Suture de la paroi avec du fil de fer, agrafes plates sur l'incision scrotale. — Réunion immédiate, pas d'élimination.

Obs. 22, — le 24. — H., 65 ans. — Hernie inguinale gauche étranglée. — Cure radicale. — Suture de la paroi avec du fil de fer. — Hématome profond suppuré, élimination des fils de fer au quinzième jour.

Juillet 1908.

Obs. 23, — le 10. — H., 48 ans. — Hernie inguinale droite (entéro-épiplocèle). — Résection de l'épiploon, cure radicale de la hernie. — Ligature métallique du pédicule épiploïque, suture de la paroi avec du fil de fer. — Réunion immédiate, pas d'élimination.

Obs. 24. — le 10. — F., 27 ans. — Hernie crurale droite. — Cure radicale. — Suture de la paroi avec du fil de fer. — Réunion immédiate, pas d'élimination.

Obs. 25. — le 29. — H., 33 ans. — Hernie inguinale droite. — Cure radicale. — Suture de la paroi avec du fil de fer. — Réunion immédiate, pas d'élimination.

Novembre 1908.

Obs. 26. — le 5. — H., 16 ans. — Hernie inguinale droite. — Cure radicale. — Suture de la paroi avec du fil de fer. — Réunion immédiate, pas d'élimination.

Obs. 27. — le 18. — H., 29 ans. — Hernie inguinale droite étranglée. — Cure radicale. — Suture de la paroi avec quatre fils de fer. — La plaie ayant suppuré, un fil de fer s'est éliminé.

Obs. 28-29. — le 28. — H., 47 ans. — Hernie inguinale bilatérale. — Cure radicale des deux côtés. — Suture des parois avec du fil de fer. — Réunion immédiate, pas d'élimination.

Obs. 30-31. — H., 26 ans. — Hernie inguinale gauche, pointe de hernie à droite. — Cure radicale des deux côtés. — Suture des parois avec du fil de fer. — Réunion immédiate, pas d'élimination.

Décembre 1908.

Obs. 32-33. — H., 61 ans. — Hernie directe bilatérale. — Cure radicale des deux côtés. — Suture des parois avec du fil de fer. — Réunion immédiate, pas d'élimination.

Obs. 34, — le 12. — H., 44 ans. — Hernie inguinale droite. — Cure radicale. — Suture de la paroi avec du fil de fer. — Réunion immédiate, pas d'élimination.

Obs. 35, — le 14. — F., 19 ans. — Hernie inguinale gauche. — Cure radicale. — Suture de la paroi avec du fil de fer. — Réunion immédiate, pas d'élimination.

Obs. 36, — le 14. — F., 38 ans. — Hernie crurale droite. — Cure radicale. — Suture de la paroi avec du fil de fer. — Pas d'élimination.

Obs. 37, — le 22. — H., 33 ans. — Hernie inguinale droite. — Cure radicale. — Suture de la paroi avec du fil de fer. — Réunion immédiate, pas d'élimination.

Obs. 38-39, — le 22. — H., 48 ans. — Hernie inguinale bilatérale. — Cure radicale des deux côtés. — Suture des parois avec du fil de fer. — Réunion immédiate, pas d'élimination.

Janvier 1909.

Obs. 40, — le 4. — F., 36 ans. — Hernie crurale

gauche. — Cure radicale. — Suture de la paroi avec du fil de fer. — Réunion immédiate, pas d'élimination.

Obs. 41. — le 24. — F., 28 ans. — Hernie crurale droite. — Cure radicale. — Suture de la paroi avec du fil de fer. — Réunion immédiate, pas d'élimination.

Obs. 42. — le 24. — H., 35 ans. — Hernie inguinale droite. — Cure radicale. — Suture de la paroi avec du fil de fer. — Réunion immédiate, pas d'élimination.

Obs. 43. — le 26. — H., 52 ans. — Hernie inguinale droite. — Cure radicale. — Suture de la paroi avec du fil de fer. — Pas d'élimination.

Février 1909.

Obs. 44. — H., 39 ans. — Hernie inguinale gauche (entéro-épiplocèle). — Cure radicale. — Ligature métallique du pédicule, suture au fil de fer. — Pas d'élimination.

Mars 1909.

Obs. 45-46. — le 9. — H., 48 ans. — Hernie inguinale double. — Cure radicale des deux côtés. — Suture des parois avec du fil de fer. — Réunion immédiate, pas d'élimination.

Obs. 47. — le 9. — H., 19 ans. — Hernie inguinale gauche. — Cure radicale. — Suture de la paroi avec du fil de fer. — Réunion immédiate, pas d'élimination.

Obs. 48. — le 18. — F., 34 ans. — Hernie inguinale droite. — Cure radicale. — Suture de la paroi avec du fil de fer. — Réunion immédiate, pas d'élimination.

Obs. 49. — le 20. — H., 28 ans. — Hernie inguinale gauche, varicocèle gauche. — Cure radicale de la hernie, résection des veines variqueuses et du scrotum. — Suture de la paroi avec du fil de fer, agrafes plates sur le scrotum. — Réunion immédiate, pas d'élimination.

Obs. 50. — le 22. — F., 32 ans. — Hernie crurale droite. — Cure radicale. — Suture avec du fil de fer. — Réunion immédiate, pas d'élimination.

Obs. 51. — le 22. — F., 48 ans. — Hernie crurale gauche. — Cure radicale. — Suture de la paroi avec du fil de fer. — Réunion immédiate, pas d'élimination.

Obs. 52-53. — le 27. — H., 58 ans. — Hernie directe bilatérale. — Cure radicale des deux côtés. — Suture des parois avec du fil de fer. — Petit hématome superficiel résorbé, pas d'élimination.

Avril 1909.

Obs. 54. — le 5. — F., 38 ans. — Hernie crurale gauche. — Cure radicale. — Suture de la paroi avec du fil de fer. — Réunion immédiate, pas d'élimination.

Obs. 55-56. — le 5. — H., 16 ans. — Hernie inguinale bilatérale. — Cure radicale des deux côtés. — Suture des parois avec du fil de fer. — Réunion immédiate, pas d'élimination.

Obs. 57. — le 7. — H., 34 ans. — Hernie inguinale gauche. — Cure radicale. — Suture de la paroi avec du fil de fer. — Réunion immédiate, pas d'élimination.

Obs. 58. — le 17. — H., 52 ans. — Hernie inguinale gauche. — Cure radicale. — Suture de la paroi avec du fil de fer. — Hématome profond suppuré, drainage, pas d'élimination.

Obs. 59-60. — le 21. — H., 39 ans. — Hernie inguinale bilatérale. — Cure radicale des deux côtés. — Suture des parois avec du fil de fer. — Réunion immédiate, pas d'élimination.

Obs. 61. — le 23. — H., 20 ans. — Hernie inguinale droite. — Cure radicale. — Suture de la paroi avec du fil de fer. — Réunion immédiate, pas d'élimination.

Obs. 62. — le 29. — F., 43 ans. — Hernie inguinale gauche. — Cure radicale. — Suture de la paroi avec du fil de fer. — Réunion immédiate, pas d'élimination.

Mai 1909.

Obs. 63. — le 4. — H., 26 ans. — Hernie inguinale droite. — Cure radicale. — Suture de la paroi avec du fil de fer. — Réunion immédiate, pas d'élimination.

Obs. 64. — le 6. — F., 38 ans. — Hernie inguinale gauche. — Cure radicale. — Suture de la paroi avec du fil de fer. — Réunion immédiate, pas d'élimination.

Obs. 65-66. — le 11 . — H., 42 ans. — Hernie inguinale gauche, pointe de hernie à droite. — Cure radicale des deux côtés. — Suture des parois avec du fil de fer. — Pas d'élimination.

Obs. 67. — le 25. — H., 35 ans. — Hernie inguinale droite. — Cure radicale. — Suture de la paroi avec du fil de fer. — Hématome résorbé, pas d'élimination.

Juin 1909.

Obs. 68. — le 8. — H., 33 ans. — Hernie crurale droite. — Cure radicale. — Suture de la paroi avec du fil de fer. — Réunion immédiate, pas d'élimination.

Obs. 69. — le 10. — F., 41 ans. — Hernie crurale gauche. — Cure radicale. — Suture de la paroi avec du fil de fer. — Réunion immédiate, pas d'élimination.

Obs. 70. — le 10. — H., 27 ans. — Hernie inguinale gauche. — Cure radicale. — Suture de la paroi avec du fil de fer. — Réunion immédiate, pas d'élimination.

Juillet 1909.

Obs. 71. — H., 54 ans. — Hernie inguinale droite.

— Cure radicale. — Suture de la parol avec du fil de fer. — Pas d'élimination.

Obs. 72. — F., 37 ans. — Hernie crurale gauche. — Cure radicale. — Suture de la paroi avec du fil de fer. — Réunion immédiate, pas d'élimination.

Obs. 73. — F., 19 ans. — Hernie inguinale droite. — Cure radicale. — Suture de la paroi avec du fil de fer. — Pas d'élimination.

Novembre 1909.

Obs. 74, — le 4. — F., 42 ans. — Hernie inguinale gauche. — Cure radicale. — Suture au fil de fer. — Réunion immédiate, pas d'élimination.

Obs. 75, — le 6. — H., 26 ans. — Hernie inguinale communicante. — Cure radicale. — Suture de la paroi avec du fil de fer. — Réunion immédiate, pas d'élimination.

Obs. 76, — le 11. — H., 34 ans. — Hernie inguinale droite. — Cure radicale. — Suture de la paroi avec du fil de fer. — Réunion immédiate, pas d'élimination.

Obs. 77, — le 17. — F., 40 ans. — Hérnie crurale gauche. — Cure radicale. — Suture au fil de fer. — Réunion immédiate, pas d'élimination.

Obs. 78, — le 22. — H., 29 ans. — Hernie inguinale

gauche. — Cure radicale. — Suture de la paroi avec du fil de fer. — Réunion immédiate, pas d'élimination.

Obs. 79. — le 22. — H., 16 ans. — Hernie inguinale droite avec ectopie testiculaire. — Cure radicale, orchidopexie. — Orchidopexie au catgut, suture au fil de fer de la paroi. — Réunion immédiate, pas d'élimination.

Obs. 80. — le 26. — H., 46 ans. — Hernie inguinale droite. — Cure radicale. — Suture de la paroi avec du fil de fer. — Pas d'élimination.

Obs. 81. — le 28. — F., 34 ans. — Hernie crurale gauche. — Cure radicale. — Suture de la paroi avec du fil de fer. — Pas d'élimination.

Décembre 1909.

Obs. 82. — le 4. — F., 48 ans. — Hernie crurale gauche. — Cure radicale. — Suture de la paroi avec du fil de fer. — Réunion immédiate, pas d'élimination.

Obs. 83. — le 11. — F., 39 ans. — Hernie crurale gauche. — Cure radicale. — Suture de la paroi avec du fil de fer. — Réunion immédiate, pas d'élimination.

Obs. 84. — le 17. — H., 52 ans. — Hernie inguinale droite. — Cure radicale. — Suture de la paroi avec du fil de fer. — Réunion immédiate, pas d'élimination.

Obs. 85. — le 17. — F., 26 ans. — Hernie inguinale

gauche. — Cure radicale. — Suture de la paroi avec du
fil de fer. — Réunion immédiate, pas d'élimination.

Janvier 1910.

Obs. 86. — le 5. — H., 52 ans. — Hernie inguinale
gauche. — Cure radicale. — Suture au fil de fer. —
Hématome profond suppuré drainé, pas d'élimination.

Obs. 87. — le 11. — H., 25 ans. — Hernie inguinale
droite. — Cure radicale. — Suture de la paroi avec du
fil de fer. — Réunion immédiate, pas d'élimination.

Obs. 88. — le 11. — F., 38 ans. — Hernie crurale
droite. — Cure radicale. — Suture de la paroi avec du
fil de fer. — Réunion immédiate, pas d'élimination.

Obs. 89. — le 23. — F., 19 ans. — Hernie crurale
gauche. — Cure radicale. — Suture de la paroi avec du
fil de fer. — Réunion immédiate, pas d'élimination.

Février 1910.

Obs. 90. — le 4. — H., 29 ans. — Hernie inguinale
droite (entéro-épiplocèle). — Résection de l'épiploon,
cure radicale de la hernie. — Ligature métallique du
pédicule épiploïque, suture de la paroi avec du fil de
fer. — Réunion immédiate, pas d'élimination.

Obs. 91. — le 4. — H., 19 ans. — Hernie inguinale

gauche. — Cure radicale. — Suture au fil de fer. — Réunion immédiate, pas d'élimination.

Obs. 92. — le 15. — F., 34 ans. — Hernie inguinale droite. — Cure radicale. — Suture au fil de fer. — Réunion immédiate, pas d'élimination.

Obs. 93. — le 23. — H., 62 ans. — Grosse hernie droite par glissement. — Cure radicale. — Suture de la paroi avec cinq fils de fer. — Le malade urine dans son bandage, infecte la plaie qui suppure, trois fils sur cinq s'éliminent.

Obs. 94. — le 25. — H., 44 ans. — Hernie inguinale droite. — Cure radicale. — Suture au fil de fer. — Pas d'élimination, réunion immédiate.

Mars 1910.

Obs. 95. — le 3. — H., 45 ans. — Hernie inguinale gauche. — Cure radicale. — Suture de la paroi avec du fil de fer. — Réunion immédiate, pas d'élimination. — Revient le 10 juillet après trois semaines de suppuration localisée autour d'un fil de fer, la peau s'ulcère et on enlève facilement le fil sans anesthésie locale; la suture reste cependant solide.

Obs. 96. — le 5. — H., 27 ans. — Hernie inguinale droite. — Cure radicale. — Suture de la paroi avec du fil de fer. — Réunion immédiate, pas d'élimination.

Obs. 97. — le 16. — H., 54 ans. — Hernie inguinale gauche. — Cure radicale. — Suture de la paroi avec du fil de fer. — Réunion immédiate, pas d'élimination.

Avril 1910.

Obs. 98. — le 5 — H., 33 ans. — Hernie inguinale droite. — Cure radicale. — Suture de la paroi avec du fil de fer. — Pas d'élimination, réunion immédiate.

Obs. 99. — le 5. — H., 20 ans. — Hernie inguinale gauche. — Cure radicale. — Suture au fil de fer. — Réunion immédiate, pas d'élimination.

Obs. 100. — le 9. — H., 59 ans. — Hernie inguinale gauche. — Cure radicale. — Suture au fil de fer. — Pas d'élimination.

Obs. 101. — le 11. — H., 39 ans. — Hernie directe droite. — Cure radicale. — Suture de la paroi avec du fil de fer. — Réunion immédiate, pas d'élimination.

Obs. 102. — le 12. — F., 38 ans. — Hernie crurale gauche. — Cure radicale. — Suture de la paroi avec du fil de fer. — Réunion immédiate, pas d'élimination.

Obs. 103. — le 20. — H., 47 ans. — Hernie inguinale gauche. — Cure radicale. — Suture de la paroi avec du fil de fer. — Pas d'élimination.

Mai 1910.

Obs. 104. — le 7. — H., 17 ans. — Hernie inguinale droite. — Cure radicale. — Suture de la paroi avec du fil de fer. — Pas d'élimination.

Obs. 105. — le 17. — H., 53 ans. — Hernie inguinale droite. — Cure radicale. — Suture de la paroi avec du fil de fer. — Pas d'élimination.

Obs. 106-107. — le 19. — H., 38 ans. — Hernie inguinale bilatérale. — Cure radicale des deux côtés. — Suture au fil de fer. — Réunion immédiate, pas d'élimination.

Obs. 108-109. — le 19 — F., 44 ans. — Hernie crurale double. — Cure radicale. — Suture au fil de fer. — Pas d'élimination.

Obs. 110. — le 24. — H., 47 ans. — Hernie inguinale gauche. — Cure radicale. — Suture au fil de fer. — Pas d'élimination.

Obs. 111. — le 29. — H., 31 ans. — Hernie inguinale gauche. — Cure radicale. — Suture au fil de fer. — Pas d'élimination.

Juin 1910.

Obs. 112-113. — le 2. — H., 49 ans. — Hernie directe double. — Cure radicale des deux hernies. — Suture au fil de fer. — Pas d'élimination.

Obs. 114-115. — le 2. — H., 56 ans. — Hernie inguinale double (récidive), opéré la première fois en septembre 1909. Anciennes sutures au fil de fer tolérées. — Cure radicale. — Suture des parois avec du fil de fer. — Réunion immédiate, pas d'élimination.

Obs. 116. — le 16. — H., 26 ans. — Hernie inguinale étranglée. — Cure radicale. — Suture au fil de fer. — Hématome superficiel, résorption spontanée.

Obs. 117. — le 25. — F., 42 ans. — Hernie inguinale gauche. — Cure radicale. — Suture de la paroi avec du fil de fer. — Réunion immédiate, pas d'élimination.

Juillet 1910.

Obs. 118. — le 9. — F., 33 ans. — Hernie crurale droite. — Cure radicale. — Suture au fil de fer. — Réunion immédiate, pas d'élimination.

Obs. 119-120. — le 11. — H., 24 ans. — Hernie inguinale double. — Cure radicale bilatérale. — Suture des parois avec du fil de fer. — Réunion immédiate, pas d'élimination.

Obs. 121. — le 16. — F., 26 ans. — Hernie crurale gauche. — Cure radicale. — Suture de la paroi avec du fil de fer. — Pas d'élimination.

Obs. 122. — le 16. — H., 17 ans. — Hernie inguinale

gauche. — Cure radicale. — Suture au fil de fer. — Pas d'élimination.

Novembre 1910.

Obs. 123, — le 17. — H., 57 ans. — Hernie inguinale gauche (épiplocèle irréductible). — Résection de l'épiploon, cure radicale. — Ligature métallique du pédicule, suture au fil de fer. — Pas d'élimination.

Obs. 124-125, — le 19. — H., 37 ans. — Hernie inguinale double. — Cure radicale des deux côtés. — Suture des parois avec du fil de fer. — Réunion immédiate, pas d'élimination.

Obs. 126-127, — le 24. — H., 45 ans. — Hernie inguinale double. — Cure radicale des deux côtés. — Suture des parois avec du fil de fer, — Réunion immédiate, pas d'élimination.

Obs. 128-129, — le 24. — H., 28 ans. — Hernie inguinale double. — Cure radicale des deux côtés. — Suture au fil de fer. — Pas d'élimination.

Décembre 1910.

Obs. 130-131, — le 6. — F., 42 ans. — Hernie crurale double. — Cure radicale des deux côtés, — Suture des parois au fil de fer. — Réunion immédiate, pas d'élimination.

Obs. 132. — le 15. — H., 26 ans. — Hernie inguinale gauche. — Cure radicale. — Suture au fil de fer. — Réunion immédiate, pas d'élimination.

Janvier 1911.

Obs. 133. — F., 32 ans. — Hernie crurale droite. — Cure radicale. — Suture au fil de fer. — Réunion immédiate, pas d'élimination.

Obs. 134-135. — H., 41 ans. — Hernie inguinale double. — Cure radicale des deux côtés. — Suture des parois avec du fil de fer. — Pas d'élimination, réunion immédiate.

Obs. 136-137. — H., 48 ans. — Hernie directe double. — Cure radicale bilatérale. — Suture des parois avec du fil de fer. — Pas d'élimination.

Obs. 138. — H., 48 ans. — Hernie inguinale gauche. Cure radicale. — Suture au fil de fer. — Pas d'élimination.

Février 1911.

Obs. 139. — le 2. — F., 31 ans. — Hernie crurale

gauche. — Cure radicale. — Suture au fil de fer. —
Pas d'élimination.

Obs. 140, — le 11. — H., 52 ans. — Hernie inguinale
droite. — Cure radicale. — Suture au fil de fer. —
Pas d'élimination.

Obs. 141-142, — le 28. — H., 48 ans. — Hernie
inguinale bilatérale. — Cure radicale bilatérale. —
Suture des parois au fil de fer. — Réunion immédiate,
pas d'élimination.

Mars 1911.

Obs. 143-144, — le 11. — H., 38 ans. — Hernie
directe double. — Cure radicale bilatérale. — Suture
des parois au fil de fer. — Réunion immédiate, pas
d'élimination.

Obs. 145-146, — le 28. — H., 56 ans. — Hernie
inguinale double. — Cure radicale des deux côtés. —
Suture des parois avec du fil de fer. — Réunion immédiate, pas d'élimination.

Avril 1911.

Obs. 147, — le 4. — H., 42 ans. — Hernie directe
gauche. — Cure radicale. — Suture au fil de fer. —
Pas d'élimination.

Obs. 148, — le 4. — F., 23 ans. — Hernie inguinale gauche. — Cure radicale. — Suture au fil de fer. — Réunion immédiate, pas d'élimination.

Obs. 149, — le 12. — F., 19 ans. — Hernie crurale. — Cure radicale. — Suture au fil de fer. — Réunion immédiate, pas d'élimination.

Obs. 150, — le 22. — H., 31 ans. — Hernie inguinale gauche. — Cure radicale. — Suture de la paroi avec du fil de fer. — Pas d'élimination.

Mai 1911.

Obs. 151, — le 17. — H., 37 ans. — Hernie inguinale gauche. — Cure radicale. — Suture de la paroi avec du fil de fer. — Pas d'élimination.

Juin 1911.

Obs. 152. — F., 22 ans. — Hernie inguinale droite. — Cure radicale. — Suture de la paroi avec du fil de fer. — Réunion immédiate, pas d'élimination.

Obs. 153. — H., 41 ans. — Hernie inguinale gauche. — Cure radicale. — Suture au fil de fer. — Pas d'élimination, réunion immédiate.

Novembre 1911.

Obs. 154. — F., 28 ans. — Hernie inguinale gauche. — Cure radicale. — Suture au fil de fer. — Réunion immédiate, pas d'élimination.

Obs. 155. — F., 32 ans. — Hernie crurale gauche. — Cure radicale. — Suture au fil de fer. — Pas d'élimination, réunion immédiate.

Obs. 156-157. — H., 56 ans. — Hernie inguinale double. — Cure radicale bilatérale. — Suture des parois au fil de fer. — Réunion immédiate, pas d'élimination.

Décembre 1911.

Obs. 158-159. — H., 41 ans. — Hernie inguinale bilatérale. — Cure radicale bilatérale. — Suture des parois au fil de fer. — Pas d'élimination.

Obs. 160. — F., 54 ans. — Hernie crurale droite. — Cure radicale. — Suture au fil de fer. — Pas d'élimination, réunion immédiate.

Obs. 161. — F., 26 ans. — Hernie crurale gauche. — Cure radicale. — Suture au fil de fer. — Réunion immédiate, pas d'élimination.

Obs. 162. — H., 32 ans. — Hernie directe gauche,

— Cure radicale. — Suture au fil de fer. — Réunion immédiate, pas d'élimination.

Janvier 1912.

Obs. 163-164. — II., 64 ans. — Hernie inguinale double (récidive), première opération en décembre 1910. — Cure radicale des deux côtés. — Suture des parois au fil de fer. — Guérison.

Obs. 165. — II., 32 ans. — Hernie inguinale droite étranglée. — Cure radicale. — Suture au fil de fer. — Pas d'élimination, réunion immédiate.

Obs. 166. — II., 39 ans. — Hernie inguinale droite. — Cure radicale. — Suture de la paroi avec du fil de fer. — Réunion immédiate, pas d'élimination.

Obs. 167. — II., 18 ans. — Hernie inguinale gauche. — Cure radicale. — Suture de la paroi avec du fil de fer. — Réunion immédiate, pas d'élimination.

Février 1912.

Obs. 168. — F., 26 ans. — Hernie crurale étranglée. — Cure radicale. — Suture au fil de fer. — Réunion immédiate, pas d'élimination.

Obs. 169-170. — II., 48 ans. — Hernie inguinale double. — Cure radicale des deux côtés. — Suture des parois au fil de fer. — Pas d'élimination, réunion immédiate.

Obs. 171. — H., 54 ans. — Grosse hernie scrotale par glissement. — Cure radicale. — Suture de la paroi avec du fil de fer. — Hématome suppuré évacué par ouverture de la plaie cutanée, pas d'élimination.

Mars 1912.

Obs. 172-173. — le 12. — H., 32 ans. — Hernie inguinale bilatérale. — Cure radicale des deux côtés. — Suture des parois avec du fil de fer. — Réunion immédiate à droite. — Hématome suppuré à gauche évacué; pas d'élimination.

Obs. 174. — le 12. — F., 39 ans. — Hernie crurale gauche. — Cure radicale. — Suture de la paroi avec du fil de fer. — Réunion immédiate, pas d'élimination.

Obs. 175. — le 16. — H., 24 ans. — Hernie inguinale gauche (entéro-épiplocèle). — Résection de l'épiploon, cure radicale de la hernie. — Ligature métallique du pédicule, suture métallique. — Pas d'élimination.

Obs. 176. — le 19. — H., 41 ans. — Hernie inguinale droite (récidive), première opération, décembre 1911, anciennes sutures tolérées. — Cure radicale. — Suture de la paroi avec du fil de fer. — Réunion immédiate, pas d'élimination.

Obs. 177-178, — le 21. — F., 45 ans. — Hernie crurale bilatérale. — Cure radicale des deux hernies. — Suture au fil de fer. — Réunion immédiate, pas d'élimination.

Obs. 179, — le 29. — H., 37 ans. — Hernie inguinale droite. — Cure radicale. — Suture de la paroi avec du fil de fer. — Réunion immédiate, pas d'élimination.

Avril 1912.

Obs. 180, — le 2. — F., 28 ans. — Hernie inguinale gauche. — Cure radicale. — Suture au fil de fer. — Réunion immédiate, pas d'élimination.

Obs. 181-182, — le 21. — F., 44 ans. — Hernie crurale bilatérale. — Cure radicale des deux côtés. — Suture des parois avec du fil de fer. — Réunion immédiate, pas d'élimination.

Obs. 183, — le 23. — F., 32 ans. — Hernie crurale droite. — Cure radicale. — Suture au fil de fer. — Réunion immédiate.

Obs. 184, — le 29. — H., 25 ans. — Hernie inguinale gauche. — Cure radicale. — Suture au fil de fer. — Pas d'élimination, réunion immédiate.

Obs. 185-186, — le 29. — H., 16 ans. — Hernie inguinale bilatérale. — Cure radicale des deux côtés.

— Suture des parois avec du fil de fer. — Réunion immédiate, pas d'élimination.

Obs. 187, — le 3o. — F., 58 ans. — Hernie crurale étranglée. — Cure radicale. — Suture au fil de fer. — Réunion immédiate, pas d'élimination.

Mai 1912.

Obs. 188-189, — le 2. — H., 55 ans. — Hernie directe bilatérale. — Cure radicale des deux côtés. — Suture des parois au fil de fer. — Pas d'élimination, réunion immédiate.

Obs. 190, — le 11. — H., 24 ans. — Hernie inguinale droite. — Cure radicale. — Suture de la paroi au fil de fer. — Pas d'élimination, réunion immédiate.

Obs. 191, — le 21. — H., 62 ans. — Hernie inguinale étranglée. — Cure radicale. — Suture de la paroi avec du fil de fer. — Suppuration de la plaie, pas d'élimination.

Obs. 192, — le 23. — H., 20 ans. — Hernie inguinale droite. — Cure radicale. — Suture de la paroi avec du fil de fer. — Réunion immédiate.

Obs. 193-194, — le 23. — H., 29 ans. — Hernie inguinale bilatérale. — Cure radicale des deux côtés. — Suture des parois avec du fil de fer. — Réunion immédiate.

Obs. 195. — le 25. — H., 48 ans. — Hernie inguinale gauche. — Cure radicale. — Suture au fil de fer. — Hématome superficiel, résorption spontanée, pas d'élimination.

Juin 1912.

Obs. 196, — le 18. — F., 42 ans. — Hernie crurale gauche. — Cure radicale. — Suture avec du fil de fer. — Réunion immédiate, pas d'élimination.

Obs. 197, — le 22. — F., 34 ans. — Hernie crurale gauche. — Cure radicale. — Suture au fil de fer. — Réunion immédiate, pas d'élimination.

Obs. 198-199, — le 25. — F., 35 ans. — Hernie crurale droite et une hernie inguinale gauche. — Cure radicale des deux côtés. — Suture avec du fil de fer. — Réunion immédiate, pas d'élimination.

Obs. 200, — le 25. — H., 17 ans. — Hernie inguinale droite. — Cure radicale. — Suture de la paroi avec du fil de fer. — Réunion immédiate, pas d'élimination.

Obs. 201, — le 27. — H., 29 ans. — Hernie inguinale droite. — Cure radicale. — Suture au fil de fer. — Réunion immédiate, pas d'élimination.

Juillet 1912.

Obs. 202, — le 6. — F., 45 ans. — Hernie crurale

gauche étranglée. — Cure radicale. — Suture au fil
de fer. — Réunion immédiate.

Obs. 203-204. — le 10. — H., 40 ans. — Hernie
inguinale bilatérale. — Cure radicale bilatérale. —
Suture des parois avec du fil de fer. — Réunion immé
diate, pas d'élimination.

Obs. 205. — le 10. — F., 41 ans. — Hernie inguinale
gauche. — Cure radicale. — Suture au fil de fer. —
Pas d'élimination, réunion immédiate.

Obs. 206. — le 16. — F., 35 ans. — Hernie crurale
droite. — Cure radicale. — Suture au fil de fer. —
Réunion immédiate, pas d'élimination.

Obs. 207. — le 18. — H., 27 ans. - Hernie inguinale
droite. — Cure radicale. — Suture au fil de fer. —
Réunion immédiate, pas d'élimination.

Novembre 1912.

Obs. 208. — le 12. — F., 34 ans. — Hernie crurale
droite. — Cure radicale. — Suture de la paroi avec
du fil de fer. — Réunion immédiate, pas d'élimination.

Obs. 209-210. — le 12. — H., 50 ans. — Hernie
inguinale bilatérale. — Cure radicale des deux côtés.
— Suture des parois avec du fil de fer. — Réunion
immédiate, pas d'élimination.

Obs. 211-212, — le 14. — H., 48 ans. — Hernie directe bilatérale. — Cure radicale des deux côtés. — Suture des parois avec du fil de fer. — Réunion immédiate, pas d'élimination.

Obs. 213, — le 25. — H., 25 ans. — Hernie inguinale droite. — Cure radicale. — Suture au fil de fer. — Réunion immédiate, pas d'élimination.

Décembre 1912.

Obs. 214, — le 3. — H., 26 ans. — Hernie inguinale gauche. — Cure radicale. — Suture au fil de fer. — Réunion immédiate, pas d'élimination.

Obs. 215-216, — le 11. — H., 47 ans. — Hernie directe bilatérale. — Cure radicale des deux côtés. — Suture des parois avec du fil de fer. — Réunion immédiate, pas d'élimination.

Obs. 217-218, — le 15. — F., 51 ans. — Hernie crurale bilatérale. — Cure radicale des deux côtés. — Suture des parois avec du fil de fer. — Réunion iminédiate, pas d'élimination.

Obs. 219, — le 22. — H., 16 ans. — Hernie inguinale droite. — Cure radicale. — Suture au fil de fer. — Réunion immédiate, pas d'élimination.

Janvier 1913.

Obs. 220-221, — le 7. — H., 36 ans. — Hernie inguinale double. — Cure radicale. — Suture des parois
avec du fil de fer. — Phlegmon pariétal, incision, mais
pas d'élimination.

Obs. 222-223, — le 9. — H., 17 ans. — Hernie inguinale double. — Cure radicale des deux côtés. — Suture
des parois avec du fil de fer. — Réunion immédiate,
pas d'élimination.

Le 28. — F., 59 ans. — Hernie crurale gauche. —
Cure radicale. — Suture au fil de fer. — Réunion immédiate, pas d'élimination.

Février 1913.

Obs. 224, — le 6. — H., 69 ans. — Hernie inguinale
droite. — Cure radicale. — Suture de la paroi avec
du fil de fer. — Réunion immédiate, pas d'élimination.

Obs. 225, — le 8. — H., 19 ans. — Hernie inguinale
droite. — Cure radicale. — Suture de la paroi avec
du fil de fer. — Réunion immédiate, pas d'élimination.

Obs. 226, — le 11. — F., 35 ans. — Hernie crurale
gauche. — Cure radicale. — Suture au fil de fer. —
Réunion immédiate, pas d'élimination.

Obs. 227, — le 11. — F., 64 ans. — Hernie crurale

5

étranglée. — Cure radicale. — Suture de la paroi avec du fil de fer. — Réunion immédiate, pas d'élimination.

Obs. 228-229, — le 17. — H., 48 ans. — Hernie inguinale bilatérale. — Cure radicale des deux côtés. — Suture des parois avec du fil de fer. — Hématome suppuré à droite, évacué par ouverture de l'incision cutané, pas d'élimination.

Obs. 230, — le 17. — H., 18 ans. — Hernie inguinale gauche. — Cure radicale. — Suture au fil de fer. — Réunion immédiate, pas d'élimination.

Obs. 231, — le 25. — H., 18 ans. — Hernie inguinale gauche. — Cure radicale. — Suture de la paroi avec du fil de fer. — Réunion immédiate, pas d'élimination.

Obs. 232, — le 25. — H., 32 ans. — Hernie inguinale droite. — Cure radicale. — Suture de la paroi avec du fil de fer. — Réunion immédiate, pas d'élimination.

Mars 1913.

Obs. 233, — le 7. — F., 68 ans. — Hernie crurale droite étranglée. — Cure radicale. — Suture de la paroi avec du fil de fer. — Suppuration de la plaie, mais pas d'élimination.

Obs. 234, — le 8. — F., 39 ans. — Hernie crurale droite. — Cure radicale. — Suture au fil de fer. — Réunion immédiate, pas d'élimination.

Obs. 235, — le 11. — F., 24 ans. — Hernie inguinale gauche. — Cure radicale. — Suture au fil de fer. — Réunion immédiate, pas d'élimination.

Obs. 236, — le 11. — H., 27 ans. — Hernie inguinale droite. — Cure radicale. — Suture de la paroi avec du fil de fer. — Réunion immédiate, pas d'élimination.

Obs. 237, — le 15. — H., 19 ans. — Hernie inguinale droite avec ectopie testiculaire. — Cure radicale de la hernie; orchidopexie. — Orchidopexie au catgut, suture de la paroi avec du fil de fer. — Réunion immédiate, pas d'élimination.

Obs. 238-239, — le 22. — H., 35 ans. — Hernie inguinale bilatérale. — Cure radicale. — Suture au fil de fer. — Réunion immédiate, pas d'élimination.

Obs. 240, — le 25. — H., 28 ans. — Epiplocèle inguinale gauche. — Résection de l'épiploon avec cure radicale. — Ligature aux agrafes de Michel suture de la paroi au fil de fer. — Réunion immédiate, pas d'élimination.

Obs. 241, — le 28. — H., 27 ans. — Hernie inguinale droite. — Cure radicale. — Suture de la paroi avec du fil de fer. — Réunion immédiate, pas d'élimination.

Obs. 242, — le 28. — F., 52 ans. — Hernie inguinale droite. — Cure radicale. — Suture de la paroi avec du fil de fer. — Réunion immédiate, pas d'élimination.

Avril 1913.

Obs. 243, — le 5. — H., 26 ans. — Hernie inguinale droite. — Cure radicale. — Suture de la paroi avec du fil de fer. — Réunion immédiate, pas d'élimination.

Obs. 244, — le 11. — H., 31 ans. — Hernie directe droite. — Cure radicale. — Suture au fil de fer. — Réunion immédiate, pas d'élimination.

Obs. 245-246, — le 11. — H., 53 ans. — Hernie inguinale bilatérale (récidive), opéré la première fois en août 1911. — Cure radicale des deux côtés. — Suture des parois au fil de fer. — Réunion immédiate, pas d'élimination.

Obs. 247, — le 11. — F., 24 ans. — Hernie crurale gauche. — Cure radicale. — Suture au fil de fer. — Réunion immédiate, pas d'élimination.

Obs. 248-249, — le 13. — H., 54 ans. — Hernie directe double. — Cure radicale des deux hernies. — Suture au fil de fer. — Petit hématome superficiel, résorbé spontanément, pas d'élimination.

Obs. 250-251, — le 15. — H., 44 ans. — Hernie directe bilatérale (récidive), première opération en octobre 1912. — Cure radicale des deux côtés. — Suture des parois au fil de fer. — Réunion immédiate, pas d'élimination.

Obs. 252-253. — le 26. — H., 58 ans. — Hernie directe double. — Cure radicale des deux côtés. — Suture des parois au fil de fer. — Réunion immédiate, pas d'élimination.

Mai 1913.

Obs. 254. — le 7. — H., 42 ans. — Hernie directe droite. — Cure radicale. — Suture de la paroi au fil de fer. — Réunion immédiate, pas d'élimination.

Obs. 255-256. — le 13. — H., 53 ans. — Hernie directe bilatérale. — Cure radicale des deux hernies. — Suture des parois au fil de fer. — Réunion immédiate, pas d'élimination.

Obs. 257-258. — le 13. — H., 39 ans. — Hernie inguinale double. — Cure radicale des hernies. — Suture des parois au fil de fer. — Réunion immédiate, pas d'élimination.

Obs. 259. — le 15. — H., 16 ans. — Hernie inguinale droite congénitale. — Cure radicale. — Suture au fil de fer. — Réunion immédiate, pas d'élimination.

Obs. 260. — le 15. — F., 51 ans. — Hernie ombilicale. — Cure radicale. — Suture de la paroi au fil de fer. — Suppuration de la plaie, pas d'élimination.

Obs. 261-262. — le 26. — H., 42 ans. — Hernie inguinale bilatérale. — Cure radicale des deux côtés.

— Suture des parois au fil de fer. — Réunion immédiate, pas d'élimination.

Obs. 263, — le 28. — H., 22 ans. — Hernie inguinale droite. — Cure radicale. — Suture de la paroi au fil de fer. — Réunion immédiate, pas d'élimination.

Juin 1913.

Obs. 264, — le 3. — H., 45 ans. — Hernie directe gauche. — Cure radicale. — Suture au fil de fer. — Réunion immédiate, pas d'élimination.

Obs. 265, — le 5. — H., 24 ans. — Hernie inguinale droite (récidive), première opération en juillet 1912. — Cure radicale. — Suture de la paroi au fil de fer. — Pas d'élimination, réunion immédiate.

Obs. 266-267, — le 11. — H., 31 ans. — Hernie inguinale double. — Cure radicale des deux côtés. — Suture des parois au fil de fer. — Pas d'élimination, réunion immédiate.

Obs. 268, — le 18. — H., 58 ans. — Hernie inguinale droite. — Cure radicale. — Suture de la paroi au fil de fer. — Réunion immédiate, pas d'élimination.

Obs. 269, — le 20. — H., 29 ans. — Hernie directe gauche. — Cure radicale. — Suture de la paroi au fil de fer. — Pas d'élimination, réunion immédiate.

Obs. 270-271, — le 29. — H., 37 ans. — Hernie inguinale bilatérale. — Cure radicale des deux côtés. — Suture des parois au fil de fer. — Pas d'élimination, réunion immédiate.

Juillet 1913.

Obs. 272-273, — le 9. — H., 39 ans. — Hernie inguinale bilatérale. — Cure radicale des deux côtés. — Suture des parois au fil de fer. — Pas d'élimination, réunion immédiate.

Obs. 274-275, — le 9. — H., 32 ans. — Hernie crurale droite et hernie épigastrique. — Cure radicale des deux hernies. — Suture au fil de fer. — Réunion immédiate, pas d'élimination.

Obs. 276, — le 13. — H., 19 ans. — Hernie inguinale droite. — Cure radicale. — Suture de la paroi au fil de fer. — Réunion immédiate, pas d'élimination.

Novembre 1913.

Obs. 277, — le 15. — H., 36 ans. — Hernie inguinale gauche. — Cure radicale. — Suture au fil de fer. — Réunion immédiate, pas d'élimination.

Obs. 278-279, — le 17. — H., 60 ans. — Hernie inguinale bilatérale. — Cure radicale des deux côtés.

— Suture des parois au fil de fer. — Hématome, résorption spontanée, pas d'élimination.

Obs. 280. — le 21. — F., 25 ans. — Hernie crurale droite. — Cure radicale. — Suture au fil de fer. — Réunion immédiate, pas d'élimination.

Obs. 281. — le 25. — H., 55 ans. — Hernie inguinale droite. — Cure radicale. — Suture de la paroi au fil de fer. — Réunion immédiate, pas d'élimination.

Obs. 282. — le 25. — H., 26 ans. — Hernie inguinale droite. — Cure radicale. — Suture de la paroi au fil de fer. — Réunion immédiate, pas d'élimination.

Obs. 283. — le 28. — H., 62 ans. — Hernie inguinale gauche étranglée. — Cure radicale. — Suture de la paroi au fil de fer. — Suppuration de la plaie, pas d'élimination.

Décembre 1913.

Obs. 284. — le 2. — H., 38 ans. — Hernie inguinale gauche. — Cure radicale. — Suture de la paroi au fil de fer. — Hématome superficiel, résorption spontanée, pas d'élimination.

Obs. 285. — le 9. — H., 16 ans. — Hernie inguinale gauche avec ectopie de testicule. — Cure radicale de la hernie, orchidopexie. — Suture de la paroi au fil de fer. — Réunion immédiate, pas d'élimination.

Obs. 286-287, — le 9. — H., 47 ans. — Hernie inguinale bilatérale. — Cure radicale des deux côtés. — Suture des parois au fil de fer. — Réunion immédiate; pas d'élimination.

Obs. 288, — le 9. — H., 41 ans. — Hernie directe droite. — Cure radicale. — Suture de la paroi au fil de fer. — Réunion immédiate, pas d'élimination.

Obs. 289-290, — le 13. — H., 24 ans. — Hernie inguinale bilatérale. — Cure radicale des deux côtés. — Suture des parois au fil de fer. — Réunion immédiate, pas d'élimination.

Obs. 291, — le 13. — F., 52 ans. — Hernie ombilicale. — Cure radicale. — Suture de la paroi au fil de fer. — Suppuration prolongée, pas d'élimination, guérison.

Obs. 292, — le 27. — H., 19 ans. — Hernie inguinale gauche. — Cure radicale. — Suture de la paroi au fil de fer. — Réunion immédiate, pas d'élimination.

Obs. 293, — le 27. — H., 53 ans. — Hernie crurale droite. — Cure radicale. — Suture au fil de fer. — Réunion immédiate, pas d'élimination.

Obs. 294, — le 29. — H., 44 ans. — Hernie inguinale gauche. — Cure radicale. — Suture au fil de fer. — Réunion immédiate, pas d'élimination.

Obs. 295-296. — le 29. — H., 3o ans. — Hernie inguinale bilatérale. — Cure radicale des deux côtés. — Suture des parois au fil de fer. — Réunion immédiate, pas d'élimination.

Janvier 1914.

Obs. 297. — le 4. — H., 34 ans. — Hernie inguinale gauche. — Cure radicale. — Suture de la paroi au fil de fer. — Réunion immédiate, pas d'élimination.

Obs. 298. — le 18. — H., 41 ans. — Hernie étranglée droite. — Cure radicale. — Suture de la paroi au fil de fer. — Réunion immédiate, pas d'élimination.

Obs. 299. — le 20. — H., 36 ans. — Hernie inguinale droite, kyste du cordon. — Cure radicale de la hernie, extirpation du kyste. — Suture de la paroi au fil de fer. — Hématome inguinal et des bourses résorbé spontanément, pas d'élimination.

Obs. 300. — le 22. — H., 45 ans. — Hernie inguinale gauche. — Cure radicale. — Suture de la paroi au fil de fer. — Réunion immédiate, pas d'élimination.

Obs. 301. — le 28. — H., 27 ans. — Hernie inguinale droite. — Cure radicale. — Suture au fil de fer. — Réunion immédiate, pas d'élimination.

Obs. 302-303. — le 3o. — H., 5o ans. — Hernie

inguinale bilatérale. — Cure radicale des deux côtés.
— Suture des parois au fil de fer. — Réunion immédiate, pas d'élimination.

Obs. 304. — le 30. — F., 39 ans. — Hernie crurale droite. — Cure radicale. — Suture au fil de fer. — Réunion immédiate, pas d'élimination.

Février 1914.

Obs. 305. — le 3. — H., 34 ans. — Hernie inguinale droite. — Cure radicale. — Suture de la paroi au fil de fer. — Réunion immédiate, pas d'élimination.

Obs. 306. — le 17. — H., 50 ans. — Grosse hernie inguinale gauche irréductible. — Cure radicale. — Suture de la paroi au fil de fer. — Épanchement dans la vaginale gauche vite résorbé.

Obs. 307. — le 17. — H., 20 ans. — Hernie inguinale gauche. — Cure radicale. — Suture de la paroi au fil de fer. — Réunion immédiate, pas d'élimination

Obs. 308. — le 19. — F., 27 ans. — Hernie crurale droite. — Cure radicale. — Suture de la paroi au fil de fer. — Réunion immédiate, pas d'élimination.

Obs. 309. — le 21. — F., 41 ans. — Hernie crurale gauche. — Cure radicale. — Suture de la paroi au fil de fer. — Réunion immédiate, pas d'élimination.

Obs. 310. — le 21. — H., 15 ans. — Hernie inguinale gauche avec ectopie testiculaire. — Cure radicale de la hernie, orchidopexie. — Suture de la paroi au fil de fer. — Pas d'élimination, réunion immédiate.

Obs. 311. — le 24. — H., 27 ans. — Hernie inguinale droite. — Cure radicale. — Suture de la paroi au fil de fer. — Réunion immédiate, pas d'élimination.

Obs. 312. — le 26. — H., 27 ans. — Hernie inguinale droite. — Cure radicale. — Suture de la paroi au fil de fer. — Réunion immédiate, pas d'élimination.

Mars 1914.

Obs. 313. — le 8. — H., 41 ans. — Hernie inguinale droite. — Cure radicale. — Suture de la paroi au fil de fer. — Réunion immédiate, pas d'élimination.

Obs. 314-315. — le 10. — H., 32 ans. — Hernie inguinale bilatérale. — Cure radicale des deux côtés. — Suture des parois au fil de fer. — Réunion immédiate, pas d'élimination.

Obs. 316. — le 10. — H., 40 ans. — Hernie inguinale gauche. — Cure radicale. — Suture de la paroi au fil de fer. — Réunion immédiate, pas d'élimination.

Obs. 317. — le 12. — H., 18 ans. — Hernie inguinale gauche. — Cure radicale. — Suture au fil de fer. — Réunion immédiate, pas d'élimination.

Obs. 318, — le 12. — F., 19 ans. — Hernie crurale droite. — Cure radicale. — Suture au fil de fer. — Réunion immédiate, pas d'élimination.

Obs. 319, — le 28. — H., 50 ans. — Hernie inguinale droite. — Cure radicale. — Suture au fil de fer. — Réunion immédiate, pas d'élimination.

Obs. 320-321, — le 28. — H., 42 ans. — Hernie directe bilatérale. — Cure radicale des deux côtés. — Suture des parois au fil de fer. — Réunion immédiate, pas d'élimination.

Obs. 322-323, — le 30. — H., 37 ans. — Hernie inguinale bilatérale. — Cure radicale des deux côtés. — Suture des parois au fil de fer. — Réunion immédiate, pas d'élimination.

Avril 1914.

Obs. 324-325, — le 4. — H., 30 ans. — Hernie inguinale bilatérale. — Cure radicale des deux côtés. — Suture des parois au fil de fer. — Réunion immédiate, pas d'élimination.

Obs. 326-327, — le 4. — H., 49 ans. — Hernie inguinale bilatérale. — Cure radicale des deux côtés. — Suture des parois au fil de fer. Réunion immédiate, pas d'élimination.

Obs. 328, — le 6. — H., 24 ans. — Hernie inguinale

droite. — Cure radicale. — Suture de la paroi au fil
de fer. — Pas d'élimination, réunion immédiate.

Obs. 329-330, — le 8. — H., 29 ans. — Hernie inguinale bilatérale. — Cure radicale des deux côtés. — Suture des parois au fil de fer. — Réunion immédiate,
pas d'élimination.

Obs. 331, — le 14. — H., 34 ans. — Hernie inguinale gauche. — Cure radicale. — Suture de la paroi
au fil de fer. — Pas d'élimination, réunion immédiate.

Obs. 332, — le 14. — H., 47 ans. — Hernie inguinale gauche étranglée. — Cure radicale. — Suture de
la paroi au fil de fer. — Réunion immédiate, pas d'élimination.

Obs. 333-334, — le 17. — H., 64 ans. — Hernie
inguinale bilatérale. — Cure radicale des deux côtés.
— Suture des parois au fil de fer. — Réunion immédiate, pas d'élimination.

Obs. 335, — le 27. — H., 34 ans. — Hernie inguinale gauche. — Cure radicale. — Suture de la paroi au
fil de fer. — Pas d'élimination, réunion immédiate.

Mai 1914.

Obs. 336, — le 12. — H., 45 ans. — Hernie inguinale gauche (récidive), première opération en septem-

bre 1911. — Cure radicale. — Suture de la paroi au fil de fer. — Réunion immédiate, pas d'élimination.

Obs. 337. — le 12. — H., 39 ans. — Hernie inguinale droite. — Cure radicale. — Suture au fil de fer. — Pas d'élimination, réunion immédiate.

Obs. 338, — le 16. — H., 34 ans. — Hernie inguinale gauche (récidive), première opération en juillet 1912. — Cure radicale. — Suture au fil de fer. — Réunion immédiate, pas d'élimination.

Obs. 339, — le 24. — F., 38 ans. — Hernie crurale droite. — Cure radicale. — Suture au fil de fer. — Pas d'élimination, réunion immédiate.

Obs. 340-341, — le 24. — F., 51 ans. — Hernie crurale bilatérale. — Cure radicale des deux côtés. — Suture au fil de fer. — Réunion immédiate, pas d'élimination.

Au total :

Nombre d'opérations : 341.

Tolérance immédiate : 324.

Éliminations : *a)* immédiates : 3; *b)* tardives : 1.

Récidives : 13.

Comme on peut se rendre compte, le nombre des guérisons est considérable. Les éliminations immédiates et tardives sont très peu nombreuses; les récidives sont rares, et lorsqu'elles se produisent, elles ne sont pas les faits du fil de fer, mais elles tiennent uniquement à la mauvaise qualité des tissus sur lesquels on opérait.

CHAPITRE IV

Avenir du fil de fer

Deux cas peuvent se présenter :

1° Le fil de fer est toléré;

2° Le fil de fer est éliminé.

I° Envisageons d'abord la première des hypothèses.

Dans la plus grande majorité des cas, le fil de fer est toléré. Sur 341 observations recueillies par nous, nous ne trouvons que 4 éliminations, dont trois immédiates et une tardive (observations 22, 27, 93 et 95.

Cette tolérance se produit évidemment toutes les fois que l'opération est aseptique, mais fait encore plus curieux, il y a un certain nombre d'observations dans lesquelles les fils de fer ont été toléré malgré une abondante suppuration, et pour ne citer qu'un exemple, nous avons présent à l'esprit, à part les observations qu'on trouvera dans notre statistique, l'observation d'un malade atteint d'un néoplasme du testicule, auquel

M. le professeur Jeannel pratiqua la castration suivie
d'un évidemment ganglionnaire lombo-aortique, suivant la méthode de Chevassu. Cette opération qui,
comme on le sait, s'accompagne d'un énorme décolle-
ment péritonéal, détermina chez notre malade qu'on
avait eu le tort de ne pas drainer par la fosse lombaire
une suppuration des plus intenses; la plaie cutanée fut
entièrement désunie, on voyait le plan musculo-aponé-
vrotique sous-jacent réunis par la longue série des
sutures séparées que nécessite l'immense incision de
Grégoire, la suppuration mit plus d'un mois à se tarir,
néanmoins la plaie se ferma et pas une seule suture ne
fut éliminée.

. . . .
. . . .

Lorsque le fil de fer est toléré, que devient-il à la
longue?

Le fer est, d'après tous les chimistes consultés par
M. le professeur Jeannel, le métal le plus facilement
oxydable et le plus capable de disparaître par oxydation dans les tissus, mais en dehors des opinions dés
chimistes, le plus rationnel serait de donner quelques
preuves cliniques de cette disparition par oxydation.

Voilà quelques cas apportés par M. le professeur
Jeannel : (1)

1° Il y a quelques années, une femme étant venue le

_____

(1) *La Province Médicale*, 27 juillet 1907.

prier de lui enlever une aiguille qu'elle avait dans l'éminence thénar de la main droite, en plein muscle, on lui fit une radiographie qui montra, en effet, une ligne noire à la place indiquée. Après repérage, on opère et on découvre, non pas une aiguille, mais de la poudre d'aiguille, c'est-à-dire une ligne noire faite de poudre d'oxyde de fer. L'aiguille d'acier était donc en voie de disparition par oxydation;

2° Le 10 janvier 1906, on enlève à un jeune homme une tumeur, fibro-sarcome, développée sur la face interne de la cuisse droite, au voisinage et en arrière du couturier; on plaça cinq agrafes métalliques sur différents vaisseaux, à l'angle inférieur de la cicatrice, on opéra de nouveau, enlevant très largement les tissus périphériques, y compris une portion du couturier; on n'a pu retrouver aucune trace d'aucune des cinq agrafes placées au mois de janvier. M. le docteur Constantin, chef de clinique dermatologique, qui a bien voulu faire l'examen histologique et qui en a fait des coupes macroscopiques, a déclaré n'en avoir trouvé d'autre trace qu'un petit noyau de volume d'un gros pois, de couleur extérieure grisâtre, d'aspect fibreux, au centre duquel existait un détritus rouge noir, ressemblant à un vieux caillot ou à de l'oxyde de fer.

En 1910, au Congrès National périodique de Gynécologie, d'Obstétrique et de Pédiatrie, M. Nanta, interne des hôpitaux de Toulouse, rapporte les résultats de l'examen de tissus, qui, chez certains opérés de

M. le professeur Jeannel, renfermaient des agrafes et des sutures métalliques depuis plusieurs années. Voilà ce qu'il dit dans son rapport :

« Nos pièces proviennent, en partie, de malades qui avaient été opérés auparavant et que nous avons revus dans le service de M. le professeur Jeannel; en partie d'autopsies que nous avons faites dans divers services de médecine sur des malades opérés auparavant et morts de maladies aiguës. Nous avons ainsi examiné sept fragments de tissus qui renfermaient trois fils en nickel et quatre en fer.

« Sur toutes nos pièces, l'opération datant d'un an et demi, deux ans, trois ans et même quatre ans, nous avons vu que le métal et que l'organisme se comportent de la même manière. Voici ce que nous avons trouvé : Le tissu cicatriciel est épais, enveloppant les fils d'une couche large de 3 à 5 ou 6 millimètres, d'autant plus épais que le nœud métallique est plus compliqué. Ainsi, les sutures abdominales, qui sont formées d'un simple point avec double nœud serré et coupé très ras, donnent une cicatrice relativement mince et souple. Tandis que les sutures du canal inguinal, dans la hernie de l'homme, formées d'un point plus large, donnent deux gros noyaux fibreux dont on devine le rôle dans l'obturation du trajet herniaire.

« Lorsqu'on incise la cicatrice, on trouve l'agrafe ou le fil rouillé s'il est en fer (le tissu voisin étant lui-même imprégné de rouille). L'extraction en est difficite. Dans certains cas, le fer a été résorbé, laissant simplement une trace de rouille.

« L'examen microscopique est très démonstratif et montre nettement l'innocuité du corps étranger. Tout autour de lui, en effet, se rencontrent d'abord une zone riche en cellules et en vaisseaux très mince, puis une zone fibreuse très épaisse, celle qui constitue vraiment la cicatrice. On y voit clairement deux sortes de phénomènes : d'abord l'enkystement, puis la résorption du métal — lorsque ce métal est en fer; — nous n'avons pu trouver trace de résorption pour le nickel.

« *Enkystement* : Le tissu fibreux, constitué par quelques cellules conjonctives et par de nombreuses fibres très denses, entoure le nickel en formant une poche close parsemée de quelques petits vaisseaux et de quelques éclats de fil de fer émigrés çà et là. La réaction inflammatoire y paraît réduite au minimum, les cellules d'infiltration y sont rares. Ce n'est que dans quelques cas rares, autour d'agrafes en nickel, que nous avons pu constater une réaction vive, caractérisée par une infiltration abondantes de leucocytes de toutes sortes et par la suppuration de la poche. (Lorsque l'agrafe est placée immédiatement sous la peau, ou devant un plan osseux résistant, où elle est exposée à mille petites contusions qui déterminent une irritation constante de la région voisine.)

« *Résorption* : En plongeant les coupes dans une solution de ferrocyannure de potassium, puis dans une dilution d'acide chlorhydrique, on voit qu'elles se colorent assez vivement en bleu; les sels de fer donnent cette coloration bleue.

« Sur les coupes colorées par les procédés ordinaires, on reconnaît, autour du métal, une couronne de capillaires congestionnés, entourés de macrophages (et parfois de cellules géantes), bourrés de blocs de pigment ferrique. Le pigment, couleur de rouille, est quelquefois si abondant qu'on le distingue à l'œil nu. Enfin, comme nous l'avons dit plus haut, la surface du métal s'écaille et les écailles émigrent dans le voisinage en formant un foyer de résorption nouveau. »

Il nous semble qu'il y a des conclusions intéressantes à tirer de ces faits :

1° Le corps étranger est enkysté, maintenu en place et renforce la cicatrice jusqu'à ce qu'il soit résorbé. C'est une sorte de suture armée, analogue, pour ainsi dire, au ciment armé;

2° Il est véritablement exclu de l'organisme par une barrière fibreuse infranchissable;

3° Le fer est résorbé. Nous n'avons constaté la résorption complète que dans deux cas, au bout de trois et quatre ans. Mais il n'est pas douteux que, dans la suite, on ne puisse vérifier que l'usure lente, dont nous indiquons le processus, aboutisse à la disparition complète du métal lorsque les conditions sont favorables;

II Dans un certain nombre de cas cependant le fil de

fer est éliminé, sur 341 cas nous trouvons quatre éliminations.

Cette élimination peut se faire dans deux conditions:
ou bien, les suites opératoires ont été septiques et la
suppuration s'éternisant, le chirurgien est appelé à
extirper le fil métallique. Dans d'autres conditions, les
suites opératoires ont été absolument aseptiques, mais
au bout d'un temps plus ou moins long, la cicatrice est
le siège des phénomènes inflammatoires, il se forme
un abcès qui se fistulise à la peau et le chirurgien
doit encore enlever l'agrafe

Il est curieux de se demander à quoi tiennent ces
suppurations tardives développées tout autour du fil de
fer.

Dans certains cas, il s'agit probablement des phénomènes inflammatoires tellement atténués qu'ils s'ac-
compagnaient d'aucun trouble, mais auxquels une
cause banale, un traumatisme, par exemple, donne une
virulence nouvelle.

Dans d'autres cas, il est possible que le tissu d'enkystement situé tout autour de la suture véritablement sté-
rile, s'infecte à l'occasion d'une maladie générale; il
nous a été donné, par exemple, d'observer la suppuration d'une cicatrice herniaire restée absolument nor-
male pendant un an, mais qui devenait le siège des
phénomènes inflammatoires développés tout autour
d'une suture à la suite d'une grippe.

CONCLUSIONS

I. — Les sutures métalliques perdues présentent une grande supériorité sur les sutures ordinaires à la soie, au catgut ou au fil d'Alsace.

a) Elles sont plus facilement et plus rapidement placées;

b) Elles sont aisément et sûrement stérilisées, puis maintenues en état d'asepsie comme un instrument métallique quelconque.

II. — Le danger d'abandonner dans les tissus des corps étrangers non résorbables est illusoire. Bien mieux que les fils de soie et autant que les fils d'argent ou crins de Florence que tant de chirurgiens abandonnent dans l'organisme au cours de certaines interventions, le fil de fer est parfaitement toléré.

III. — Les fils de fer perdus dans les tissus peuvent subir trois destinées :

a) Dans la grande majorité des cas, ils sont enkystés et tolérés;

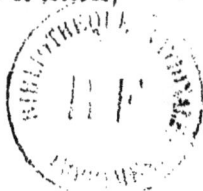

b) Dans des conditions encore mal définies, ils peuvent s'oxyder et se résorber;

c) Ils peuvent, enfin, être éliminés, mais ce sont là des cas très rares.

IV. — L'application du procédé des sutures à fil de fer perdu nous donne d'excellents résultats dans la cure radicale des hernies :

a) Les résultats immédiats sont parfaits, les suppurations et les éliminations sont l'exception;

b) Les résultats tardifs sont aussi excellents, les récidives sont très rares.

BIBLIOGRAPHIE

1905. Asch (de Breslau). — Incision et sutures abdominales (LXXVI° réunion des naturalistes et méde-
cins allemands, in *Rev. Gynécol. et Chirurgie
abdom. de Paris* [1905] n° 1, p. 99.

1891. Ballange et Edmunds. — *A treatise of the liga-
tion of the great arteries in continuity* (Londres,
1891).

1252. Brunns. — *Chirurgia Magna*, livre I, chap. IV.

1901. Chaput et Michel. — Nouveau procédé de suture
intestinale au moyen des agrafes de Michel. (*Bull.
et Mém., Soc. Chirurgie* [1901], p. 835.

1902. Chaput. — Gastro-entérostomie postérieur par
le procédé des agrafes. Cocaïne lombaire. Guérison. (*Bull. et Mém., Soc. Chirurgie* [1902], p. 72.

1902. Chaput. — Les agrafes de Michel en chirurgie
abdominale. (*Bull. et Mém., Soc. Chirurgie* [1902],
p. 787.)

1902. Chaput. — Les agrafes de Michel en chirurgie

abdominale. (*Bull. et Mém.*, *Soc. chirurgie* [1902], p. 805.)

1881. COUTY. — Article : Opération, *in Dictionnaire Dechambre*, ser. 2, t. XV, p. 551.

1845. FURNARI. — Note sur un mode particulier de réunion des plaies usité chez les Arabes. (*Journal de Médecine de Malgaigne* [1845], pp. 118-119.)

1905. GAUDIER et BOURET. — De l'arrachement de la tubérosité antérieure du tibia. (*Revue de Chirurgie* [1905], vol. 2, pp. 305-334.)

1845. HESER. — *Lehrbuch der Geschichte der Medecin und der Volks Krankheiten.* (Iena, in-8°, 1845.)

1904. JEANNEL (M.). — Des ligatures et des sutures métalliques perdues. (*Arch. prov. de Chirurgie* [1904], pp. 385-417.)

1905. JEANNEL (M.). — Des ligatures et des sutures métalliques perdues. (*C. R. du XVIIIᵉ Congrès de Chirurgie* [1905], pp. 1213-1227.)

1906. JEANNEL (M.). — Des ligatures et des sutures métalliques perdues. (*Arch. médic. de Toulouse* [1906], 15 février, p. 16.)

1907. JEANNEL (R.). — La méthode des ligatures et des sutures métalliques perdues en chirurgie. (*Thèse*, Paris, mai 1907.)

1907. JEANNEL (M.). — Des ligatures et des sutures métalliques perdues. (*La Province médicale* [1907], 17 juillet et 3 août.

1905. MADELUNG (O). — Uber den postoperativen var-
fall von Baucheingeweinder. (Arch. fur Klinische
Chirurgie, Bd. LXXVII, heft 2.)

1901. MICAUX. — Présentation d'instruments (Bull. et
Mém., Soc. de Chir. [1901], p. 1192.)

1910. NANTA. — Ligatures et sutures métalliques. (Congrès national périodique de Gynécologie, d'Obstétrique et de Pédiatrie, VI° session, Toulouse, septembre 1910, pp. 591-593.

1900. PHELPS (de New-York). — Procédé de fermeture
du trajet inguinal dans les hernies. (C. R. du
XIII° Congrès international des sciences médicales.
Chirurgie [1900], pp. 424-430.

1902. POIRIER. — Discussion. (V. Chaput [1902].)

1903. QUENU. — Discussion. (V. Chaput [1902].)

1903. RICARD. — Discussion. (V. Chaput [1902].)

1905. STEEG. — Discussion. (V. Jeannel [1905].)

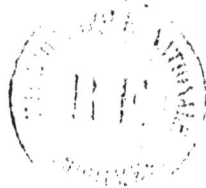

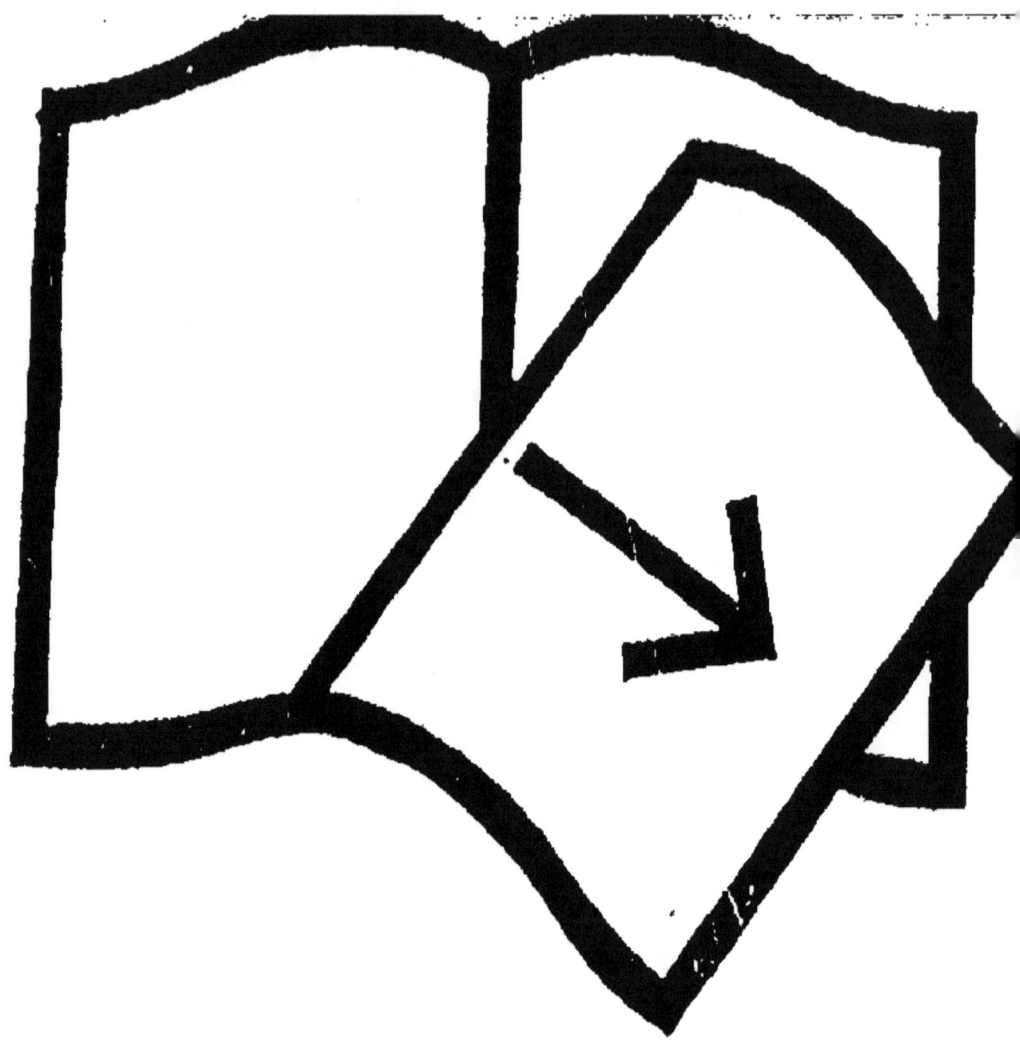

Documents manquants (pages, cahiers...)
NF Z 43-120-13

www.ingramcontent.com/pod-product-compliance
Lightning Source LLC
Chambersburg PA
CBHW071458200326
41519CB00019B/5789